LACTANCIA MATERNA

Guía de consulta para los padres

Octava edición

Amy Spangler, MN, RN, IBCLC

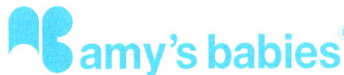

Contribuidores

Doraine Bailey, MA, "Combinar la lactancia y el trabajo"

Rebecca F. Black, MS, RD/LD, IBCLC, "Comiendo por dos"

Karen Kerkhoff Gromada, MSN, RN, IBCLC, "Cómo lactar a más de un bebé"

Martha Hall, MSN, RN, IBCLC, y Sandra Jones, RD, MEd, IBCLC, "La lactancia después del primer año"

Elizabeth Hormann, EdM, IBCLC, "Cómo lactar a un bebé adoptado o que ya ha destetado"

Dennis L. Spangler, MD, "Cómo lactar a un bebé con historial familiar de alergias"

Mary Rose Tully, MPH, IBCLC, "Cómo lactar a un bebé prematuro"

Producción

Diseño de la portada: thehappycorp global, thehappycorp.com, New York, New York, USA

Fotografía de la portada: Doctor Jaeger, doctorjaeger.com, New York, New York, USA

Edición y diseño: Carol Adams Rivera, MA, Health Communication Connection, healthcommunication.info, Vienna, Virginia, USA

Ilustraciones: Rick Powell, studiopowell.com, Montpelier, Vermont, USA

Imprenta: Specialty Lithographing Co., Cincinnati, Ohio, USA

Traducción y producción de la versión en español: Omni Tech Trans, LLC, omnitechtrans.com, Atlanta, Georgia, USA

Octava edición

12 11 10 09 08   1 2 3 4 5

ISBN 978-1-933634-06-7

Library of Congress Control Number: 2007909926

A mis hijos

Matthew y Adam

mis mejores profesores

Contenido

Notas de la autora:

Este libro ha sido creado de modo que cada capítulo suministre una información completa sobre el tema del que se está hablando. A consecuencia de ello, cierta información aparece repetida en más de un capítulo.

Para facilitar la lectura de este libro, me refiero a un bebé del sexo masculino; cuando es necesario utilizo el pronombre personal masculino para referirme al bebé. Cuando uso el término leche, me refiero siempre a leche humana.

Preámbulo

La lactancia es el obsequio más precioso que una madre puede ofrecer a su bebé. Presenta numerosas ventajas tanto para la madre como para el niño. La mujer que se está preparando para dar a luz, necesita pensar cómo alimentará a su bebé antes de que éste nazca. Después de hablarlo con su tocólogo/obstreta o la comadrona/partera y, por supuesto, con el padre, la mujer necesita que la ayuden y animen en la decisión que ha tomado, mientras sigue pensando acerca de ello. *LACTANCIA MATERNA, Guía de consulta para los padres*, de Amy Spangler, proporciona la información necesaria para que la madre se sienta cómoda con su decisión, al responder en detalle a todas las preguntas que tienen los progenitores. Las mujeres no nacen sabiendo cómo lactar y tampoco se trata de un reflejo que se adquiera; tiene que aprenderse. En este libro se enseña a lactar. Se puede leer y releer durante la lactancia. Amy hace que sea claro y simple con sus ilustraciones e instrucciones. Es una lectura placentera.

Al iniciar la lactancia, es posible que surjan preguntas acerca del bebé, los senos, la leche o la madre. La autora ha previsto todas estas preguntas y por lo tanto ofrece respuestas claras y concisas. La explicación de los problemas menos frecuentes que pueden surgir, también es extremadamente valiosa. Ayuda a que el lector o la lectora sepan detectar un problema y cuándo llamar al médico de la madre o del niño.

Los problemas de lactancia altamente divulgados son extremadamente raros y se deben a la falta de información de la madre sobre problemas sencillos y al hecho de no consultar al médico. Este libro es una guía de confianza para que los padres sepan detectar a tiempo posibles problemas y dónde encontrar la ayuda apropiada.

La autora es una enfermera y madre experimentada que conoce todos los procesos de un nacimiento. Además, Amy es una educadora que sabe cómo compartir información de forma clara, concisa y completa. Esta guía de consulta para los padres es una fuente de información ideal. En su octava edición, este libro ha sido bien recibido por aquellas personas que se dedican al cuidado de la salud y lo recomiendan a sus pacientes para que entiendan lo que es la lactancia y sirva de constante referencia en situaciones especiales. Es una fuente de consulta excelente para los padres, tanto en el arte como la ciencia de la lactancia.

Ruth A. Lawrence, MD

Profesora de Pediatría, Obstetricia y Ginecología,
Facultad de Medicina y Odontología de la Universidad de Rochester,
Nueva York

Prefacio

Cuando comencé a dar clases de parto hace ya casi 30 años, no eran muchos los padres que lactaban a sus bebés. Pero al aumentar los conocimientos sobre las ventajas de la lactancia, también se ha popularizado más la decisión de lactar.

Impartí mi primera clase de lactancia en 1984 (¡No quiero revelar mi edad!). Para fomentar la asistencia, las clases eran gratuitas y se impartían por la noche. Sabiendo que muchos padres nunca habían visto lactar a un bebé, se invitaban a estas clases a madres que lactaban, padres y bebés para que compartieran sus nuevos conocimientos. Quería que los padres vieran (y creyeran) que todos los padres (salvo en algunos casos) pueden practicar la lactancia.

En 1985, los padres a los que había enseñado, me animaron a que escribiera un libro. Así es como nació la primera edición de *LACTANCIA MATERNA, Guía de consulta para los padres*. Me di cuenta de que los padres querían un libro que fuese claro, conciso y fácil de leer; no un diccionario, ni una enciclopedia o un libro de medicina, sino una guía práctica sobre la lactancia.

Después de terminada esta octava edición, me maravilla ver lo mucho que he aprendido desde que escribí la primera edición de este libro. Aunque el arte de la lactancia ha sobrevivido por siglos, el conocimiento de la ciencia de la lactancia ha aumentado mucho en los últimos años. Los padres de hoy día que deciden lactar se enfrentan a retos especiales y buscan soluciones realistas. *LACTANCIA MATERNA, Guía de consulta para los padres*, reconoce estos retos y ofrece consejos prácticos y soluciones fáciles.

La lactancia es una técnica que se aprende, como montar en bicicleta, ¡con la diferencia de que esta bicicleta es para dos! Aunque muchas madres y bebés lactan sin dificultades, en otros casos se precisa ayuda, especialmente durante las primeras semanas. Afortunadamente, los problemas de lactancia de los que hablan los medios de comunicación, son casos aislados, pero sirven como recordatorio a los padres y profesionales de que la lactancia es una técnica que exige no sólo paciencia y persistencia sino también conocimientos y ayuda. Aunque *LACTANCIA MATERNA, Guía de consulta para los padres* proporciona los conocimientos que los padres necesitan para practicar la lactancia, estos también recurren con frecuencia a la ayuda de miembros de la familia, amigos y profesionales de la salud. De modo que, consulte este libro, pero no dude en pedir ayuda a su médico, comadrona, consejero de lactancia o enfermera.

Estoy eternamente agradecida a todos los padres que han compartido conmigo una de las experiencias más íntimas de su vida, la lactancia de su bebé. Espero que hayan aprendido de mí tanto como yo he aprendido de ellos.

Amy Spangler

Introducción

Una de las decisiones más importantes que como padres deberán tomar, es si lactar o alimentar con biberón a su bebé. Aunque los beneficios de la lactancia tanto para la madre como para el bebé son bastante claros, la decisión de lactar, así como el éxito de la lactancia, exigen conocimientos y apoyo. Un claro entendimiento de cómo funciona este proceso y saber cómo hacer frente a ciertos problemas, también es útil. Sin embargo, dar ánimo y prestar apoyo parecen ser los factores claves del éxito.

La mayoría de los padres y médicos coinciden en que la lactancia es el mejor método para alimentar al bebé, pero no obstante, son muchos los padres que alimentan con biberón a sus bebés o que dejan de lactar después de un corto periodo de tiempo. Muy a menudo, su decisión se basa en la falta de información, la falta de veracidad de la misma o la ausencia de apoyo. *LACTANCIA MATERNA, Guía de consulta para los padres*, de Amy Spangler, es una fabulosa fuente de información sobre la lactancia para los padres. Es una guía práctica, que explica paso a paso el proceso de la lactancia. Habla honesta y directamente de las ventajas y los problemas. El capítulo sobre la producción de leche es simple, a la vez que conciso, y ofrece al lector un claro entendimiento de este proceso natural. Las sugerencias sobre cómo empezar a lactar ofrecen recomendaciones que pueden adaptarse a las necesidades de cada madre y de cada bebé. Las descripciones de posibles problemas, situaciones especiales y preguntas más frecuentes responden a casi todas las inquietudes que experimentan los padres primerizos.

La información incluida en este libro, un consejo médico adecuado y el ánimo y apoyo de la persona en que confían, ayudarán a que los padres que decidan lactar, lo hagan con éxito y a que recomienden la lactancia a los demás padres que se sienten indecisos.

Richard Bucciarelli, MD
Profesor de Pediatría
Presidente asociado, Departamento de Pediatría
Jefe, División de Neonatología
Universidad de la Florida
Gainesville, Florida

1 Beneficios de la lactancia

Tanto si tiene planeado lactar como si no está segura, ¡necesita saber cómo la lactancia beneficia a usted y a su bebé!

Beneficios para usted

Salud

- Las mujeres que lactan corren menos riesgos de sangrar vaginalmente por tiempo prolongado después de que haya nacido el bebé.

- La lactancia ayuda a que el útero recupere su tamaño normal.

- Las mujeres que lactan pierden su peso de embarazo más fácilmente que las mujeres que alimentan a sus bebés con fórmula.

- Lactar disminuye los riesgos de cáncer de mama, útero y ovarios.

- La lactancia mejora la densidad de los huesos y reduce el riesgo de osteoporosis y fracturas de la cadera cuando se es mayor.

Sociales

- Con la lactancia no hay que mezclar, medir ni limpiar, con lo que es más fácil y rápido alimentar al bebé durante la noche.

- Los senos y los bebés son portátiles. Viajar puede ser simple. Con un poco de práctica, las madres pueden lactar en cualquier lugar. Las madres que son tímidas o muy vergonzosas prefieren elegir lugares tranquilos donde nadie las moleste.

- ¡La lactancia está siempre disponible y a la temperatura correcta! No hay que preocuparse de almacenar y refrigerar. Esto es muy importante para las madres y los bebés en casos de emergencia, cuando los suministros de alimentos son limitados o pueden estropearse fácilmente.

Emocionales

- La lactancia promueve una relación especial entre la madre y su bebé, una intimidad procedente del tiempo que comparten y del contacto. Es una unión que dura para siempre.

- La lactancia ofrece a las madres la oportunidad de descansar durante el día, algo que la madre necesita.

- Con una mano libre, la lactancia permite que la madre comparta su tiempo y atención con sus demás hijos o que se encargue de necesidades personales.

Económicos

- Los padres que lactan ahorran más de $1,000 (EE.UU.) sólo el primer año.

- Los bebés que lactan tienen menos enfermedades y por lo tanto menos visitas al médico y hospitalizaciones. De esta forma, los padres que practican la lactancia ahorran un promedio de $400 (EE.UU.) en gastos de salud durante el primer año.

- Los bebés que lactan son más sanos, incluso si van a la guardería. De esta forma, los padres que trabajan fuera, pierden menos días de trabajo y menos ingresos.

Ambientales

- La lactancia ahorra energía. No se necesita gas, ni aceite, ni carbón ni electricidad para obtener leche materna. ¡Lo único que se necesita es un seno, un bebé y un cerebro!

- La lactancia protege el medioambiente. ¡Los únicos productos derivados son madres y bebés sanos!

- La leche materna viene preenvasada en porciones individuales. No se necesitan envases de cristal ni de plástico.

Beneficios para su bebé

Salud

- La leche humana es el alimento perfecto para su bebé. Contiene más de 200 nutrientes, además de factores especiales que protegen la salud de su bebé.

- La leche humana cambia para adaptarse a las necesidades de crecimiento del bebé, algo que la fórmula no puede hacer.

- La leche humana es fácil de digerir, de modo que los bebés que lactan no tienen tantos gases ni cólicos y escupen menos.

- Los bebés que lactan tienen menos diarrea y estreñimiento.

- Los bebés que lactan tienen menos posibilidades de contraer enfermedades crónicas del intestino, incluidas colitis ulcerosa, enfermedad de Crohn y enfermedades del abdomen.

- Los bebés que lactan tienen menos infecciones de las vías urinarias.

- Los bebés que lactan tienen menos enfermedades respiratorias e infecciones del oído.

- La lactancia disminuye el riesgo de asma, cólico, alergia de alimentos y eczema en los niños con un historial familiar de enfermedades alérgicas.

- La lactancia hace que las vacunas sean más efectivas.

- Los bebés que lactan tienen menos posibilidades de contraer diabetes con insulinodependencia.

- Los bebés que lactan tienen menos posibilidades de contraer cánceres de la infancia, incluso leucemia y linfoma.

- Los bebés que lactan son menos propensos a la obesidad cuando son niños.

- La lactancia fomenta el desarrollo del sistema nervioso e incrementa el coeficiente intelectual (CI).

- La lactancia puede reducir el riesgo de síndrome de muerte repentina del recién nacido (SIDS), causa principal de fallecimiento entre los bebés entre un mes y un año de edad.

Emocionales

- La lactancia le ofrece al bebé la oportunidad de desarrollar los sentidos del tacto, olfato, oído, vista y gusto, con lo que reconocen a sus madres desde el primer momento en que nacen.

Preocupaciones frecuentes

La lactancia es mejor para usted y para su bebé. Sin embargo, ciertas partes de la lactancia pueden parecer engorrosas al principio. ¡Tenga paciencia—las partes más enojosas no duran mucho!

- **"¿Dispondré de libertad de movimiento?"**
  Las lactancias frecuentes pueden limitar su libertad durante las primeras 4 a 6 semanas, mientras aumenta su suministro de leche y aprende a lactar. *Sin embargo, esto le da la oportunidad de descansar y de conocer mejor a su bebé.*

- **"¿Cómo puedo evitar que mis senos goteen?"**
  El goteo suele ocurrir durante las primeras semanas cuando los bebés comen irregularmente. *Sin embargo, el goteo puede manejarse fácilmente y es señal de que la producción y la bajada de la leche son buenas.*

- **"¿La lactancia es dolorosa?"**
  La lactancia puede ser dolorosa al principio, es decir, cuando su bebé se prende inicialmente al seno. *Sin embargo, el dolor no debería durar más de unos cuantos segundos si su bebé está colocado correctamente sobre el seno y se prende bien y con firmeza.*

- **"¿Cómo puedo saber si mi bebé come lo suficiente?"**
  La cantidad de leche que se toma en cada lactancia no se puede medir. *Pero puede estar segura de que su bebé está comiendo lo suficiente si las evacuaciones (movimientos intestinales) son frecuentes, amarillentas y acuosos.*

- **"¿Todos los pañales se ensucian con evacuaciones?"**
  Los bebés que lactan suelen evacuar con frecuencia. *Sin embargo, sus evacuaciones carecen de olor o apenas huelen, de modo que cambiarles los pañales es más agradable. ¡Esto es especialmente importante para los papás que tienen que cambiar pañales con frecuencia!*

- **"¿Cuándo dormirá toda la noche mi bebé?"**
  Los bebés que lactan comen normalmente entre 8 y 12 veces cada 24 horas y puede que no duerman toda la noche durante semanas o meses. *Sin embargo, esto también ocurre con los bebés que se alimentan con fórmula.*

- **"¿Tengo que seguir una dieta especial?"**
  Deberá limitar la ingestión de alcohol y cafeína. *Sin embargo, no es necesario que siga ninguna dieta especial mientras da de mamar, a menos que tenga un historial familiar de enfermedades alérgicas o descubra que ciertos alimentos hacen que su bebé se ponga quisquilloso.*

■ **"¿Puedo tomar pastillas anticonceptivas mientras doy de mamar?"**
Las pastillas anticonceptivas que contienen estrógeno pueden hacer
que disminuya su suministro de leche y por lo tanto deberán evitarse.
En cambio, las pastillas que contienen solamente progesterona se consideran seguras.
Recomendamos que espere hasta que su suministro de leche esté bien establecido
(6 semanas como mínimo) antes de empezar a tomar pastillas anticonceptivas,
aunque contengan sólo progesterona (Figura 1). Si toma pastillas que sólo contienen
progesterona y su suministro de leche disminuye, consulte inmediatamente a su médico.
Si lacta por completo (exclusiva, o casi exclusivamente), usted puede espaciar a sus hijos
de forma natural mediante el Método de Amenorrea por Lactancia (LAM). Para que el
LAM sea efectivo, deben darse las siguientes condiciones:

- *Usted no ha tenido la menstruación (regla) desde que nació su bebé.*

- *Usted lacta por completo y casi nunca alimenta al bebé con jugo, fórmula o agua.*

- *Su bebé lacta por lo menos cada 4–6 horas durante el día y la noche.*

- *Su bebé tiene menos de 6 meses.*

Existen otros métodos anticonceptivos disponibles. (Vea "Si lacto, ¿puedo todavía quedar
embarazada?" p. 165.)

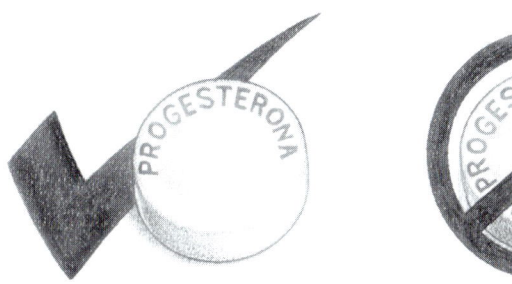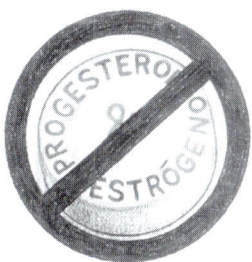

Figura 1
Las madres que lactan no deberían tomar píldoras anticonceptivas que contengan **estrógeno**.
En cambio, las píldoras anticonceptivas que contienen **sólo progesterona** son seguras.

¡Más es mejor!

Cualquier cantidad de leche materna es buena para su bebé. Sin embargo,
los estudios de investigación demuestran que los bebés que lactan
exclusivamente durante 6 meses tienen mejor salud—no solamente durante
la infancia, sino también durante los próximos años—que se alimentan con
una combinación de fórmula y leche materna. Su bebé merece su tiempo y
esfuerzos. ¡Lactar es más fácil de lo que cree!

Entendiendo la producción de leche

¡Lo único que se necesita es un seno, un bebé y un cerebro!

El seno humano es un órgano sorprendente que cambia a fin de satisfacer las necesidades de su bebé. Es posible que la lactancia le parezca más fácil y efectiva si conoce las diferentes partes del seno y sabe cómo funcionan durante la lactancia (producción de leche) (Figura 2).

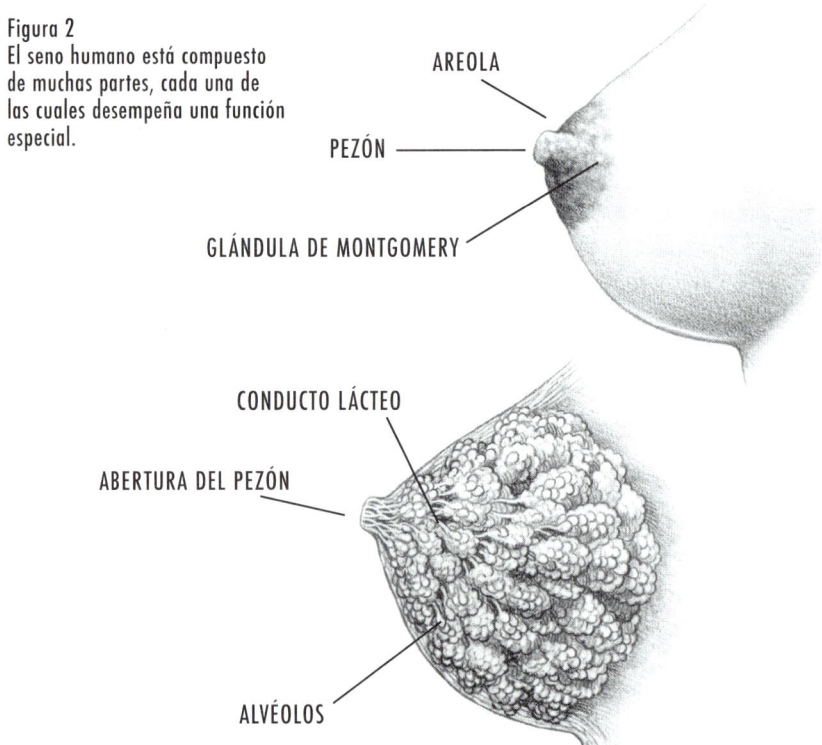

Figura 2
El seno humano está compuesto de muchas partes, cada una de las cuales desempeña una función especial.

AREOLA

PEZÓN

GLÁNDULA DE MONTGOMERY

CONDUCTO LÁCTEO

ABERTURA DEL PEZÓN

ALVÉOLOS

Para que la lactancia sea efectiva, deben darse tres cosas: producción de leche, bajada de la leche y transferencia de leche. Para que se den estas tres cosas, usted necesita un seno, un bebé y un cerebro (Figura 3).

Figura 3
Para lactar, lo único que necesita es un seno, un bebé y un cerebro.

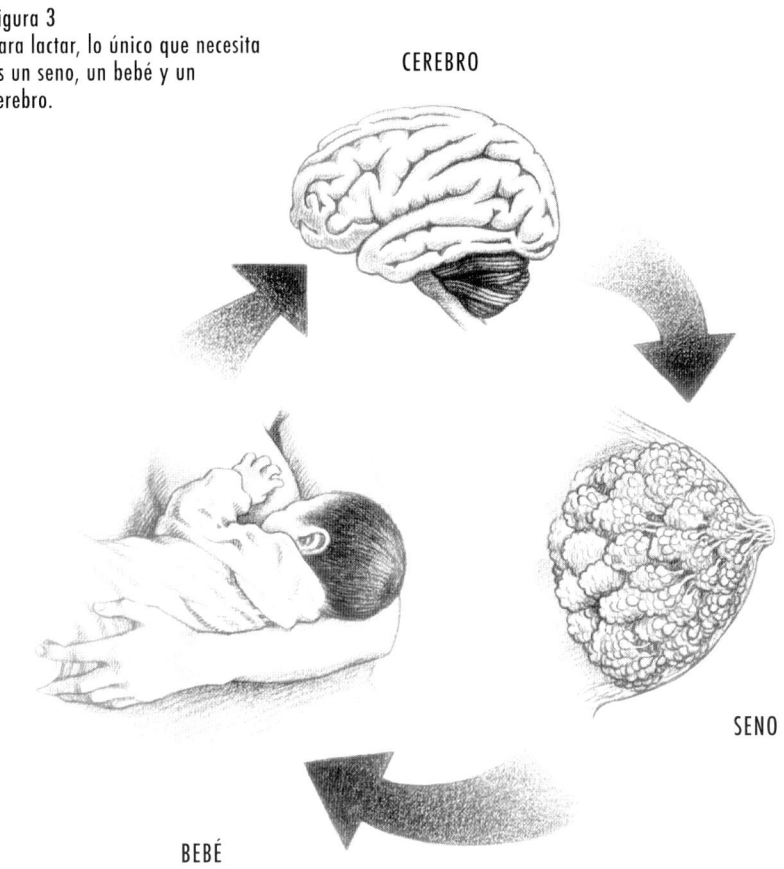

CEREBRO

SENO

BEBÉ

Cuando su bebé comienza a lactar, le envía un mensaje a su cerebro. Su cerebro recibe el mensaje y envía una señal a la *glándula pituitaria,* que consiste en un pequeño grupo de células conectadas al cerebro. La glándula pituitaria recibe la señal y suelta dos hormonas, *prolactina* y *oxitocina.* La prolactina le dice a su seno que fabrique leche (producción de leche). La oxitocina le dice que la suelte (bajada de leche). Entonces, su bebé extrae leche de su seno a través de la lactancia (transferencia de leche) (Figura 4). ¡Cuánta más leche toma su bebé, más leche produce usted!

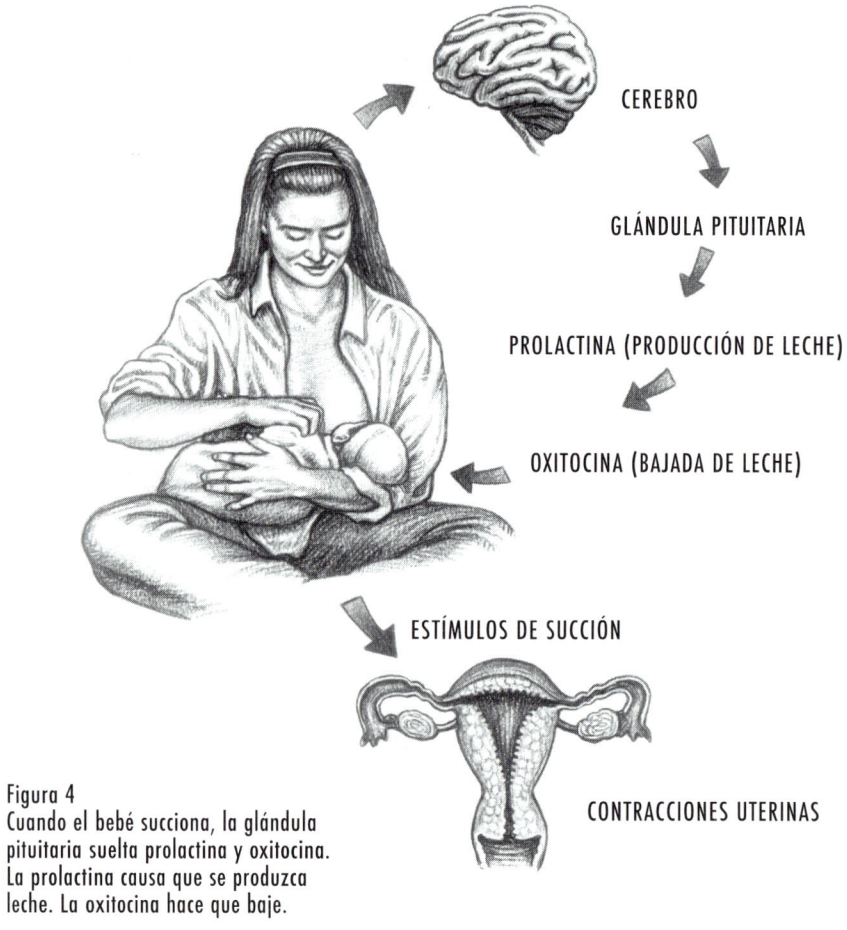

Figura 4
Cuando el bebé succiona, la glándula
pituitaria suelta prolactina y oxitocina.
La prolactina causa que se produzca
leche. La oxitocina hace que baje.

Se explican a continuación con más detalle la producción, bajada y
transferencia de leche.

Producción de leche

La leche se produce en los *alvéolos*, grupos de células parecidos a racimos
de uvas que se encuentran dentro del seno (Figura 5). Existen dos tipos de
células en los alvéolos—las secretoras y las mioepiteliales. Las *células secretoras*
transforman la grasa y la proteína en leche. Las *células mioepiteliales* se contraen
y transportan la leche desde los alvéolos hasta los *conductos lácteos*.

La producción de leche comienza durante el embarazo. Durante el
embarazo, solamente se produce una pequeña cantidad de leche debido a la
presencia de dos hormonas, la *progesterona* y el *estrógeno*. Estas hormonas
inhiben la descarga de prolactina y la producción de leche durante el

embarazo. La progesterona y el estrógeno son producidas por la *placenta*. La placenta es un órgano que crece dentro del *útero* durante el embarazo y que transfiere nutrientes a su bebé.

Después de nacido su bebé, la placenta se expulsa y los niveles de progesterona y estrógeno descienden. Entonces, los niveles de prolactina se incrementan, lo que conlleva un incremento de la producción de leche. El incremento en los niveles de prolactina y la producción de leche ocurre durante los primeros 3 a 5 días. Si se deja parte de la placenta en el útero después de dar a luz, la producción de leche puede retrasarse hasta que se extraiga el resto de la placenta.

La lactancia debe comenzar lo antes posible después del parto, idealmente dentro de la primera hora. La cantidad de leche que produzca depende de la cantidad de leche que extraiga de los senos. Las lactancias frecuentes y tempranas (entre 8 y 12 por cada período de 24 horas) producen normalmente un buen suministro de leche.

Los niveles de prolactina se incrementan el doble, cada vez que su bebé lacta. Se considera que este incremento produce un efecto relajante para usted y su bebé.

Figura 5
La producción de leche ocurre en los alvéolos, grupos de células parecidos a racimos de uvas que se encuentran dentro del seno.

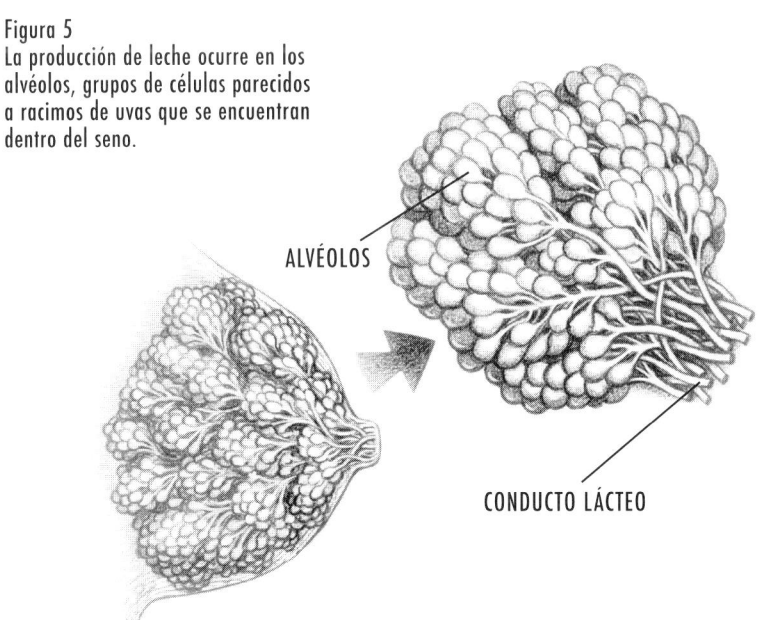

ALVÉOLOS

CONDUCTO LÁCTEO

Bajada de la leche

Cuando su bebé empieza a lactar, ocurre lo siguiente:

- Al lactar el bebé se estimulan los nervios que hay dentro del pezón y que envían un mensaje al cerebro: "¡Bebé hambriento!"

- El cerebro recibe el mensaje y le indica a la glándula pituitaria que suelte prolactina y oxitocina.

- La prolactina hace que las células de los alvéolos produzcan leche, tal como se describió anteriormente.

- La oxitocina hace que las células de los alvéolos se contraigan. Estas contracciones estimulan el transporte de la leche desde los alvéolos hasta los conductos lácteos.

- La oxitocina también hace que la leche baje a través de las aberturas de los pezones.

A esta bajada de leche procedente del seno se la llama *reflejo de bajada* o *de eyección de leche*. La bajada de leche puede tardar varios segundos o varios minutos. Incluso pueden transcurrir varios días o semanas para que este reflejo de bajada se desarrolle por completo.

Algunos de los factores que pueden afectar la bajada de la leche son:

- la timidez
- la falta de confianza
- la falta de ánimo y apoyo
- el dolor
- la tensión
- el cansancio

Transferencia de leche (extracción)

La transferencia de leche es esencial para una lactancia efectiva. Algunos bebés lactan a menudo (entre 8 y 12 veces cada 24 horas) pero no transfieren (extraen) leche del seno.

La colocación correcta de su bebé *en* y *sobre* el seno es la clave para una transferencia de leche efectiva (Figura 6). Cuando su bebé está colocado correctamente en el seno, su barbilla, tórax y rodillas están mirando hacia el mismo. Cuando su bebé está colocado correctamente sobre el seno, su boca se abre completamente—como si bostezara—y se llena con el seno.

POSICIÓN
CORRECTA

POSICIÓN
INCORRECTA

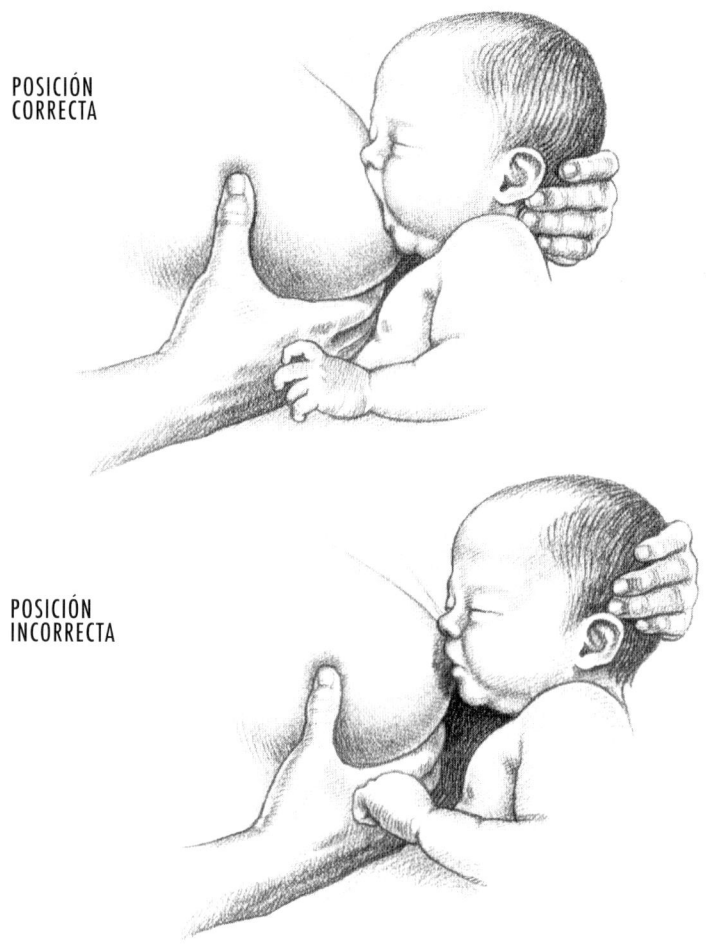

Figura 6
Cuando está colocado correctamente, la barbilla, el tórax
y las rodillas de su bebé están mirando hacia el seno y
él tiene la boca completamente abierta. La mano suya se
encuentra por debajo de las orejas de su bebé.

Cuando ocurre el reflejo de bajada, la leche recientemente producida fluye a
través de los conductos lácteos. Cuando su bebé se coloca correctamente en
el seno, la boca del bebé atrae a dichos conductos. Con el movimiento
ondulante de la lengua de su bebé, los conductos de leche quedan
comprimidos entre el paladar y la lengua. La acción de la lengua,
comenzando desde la punta, hace que la leche se desplace a través de los
conductos y salga por las aberturas del pezón (Figura 7).

Cuando su bebé acumula suficiente leche en la boca, la traga. Oír o ver que su bebé traga es señal de que hay transferencia de leche. También puede que vea como un seno gotea leche mientras su bebé lacta del otro.

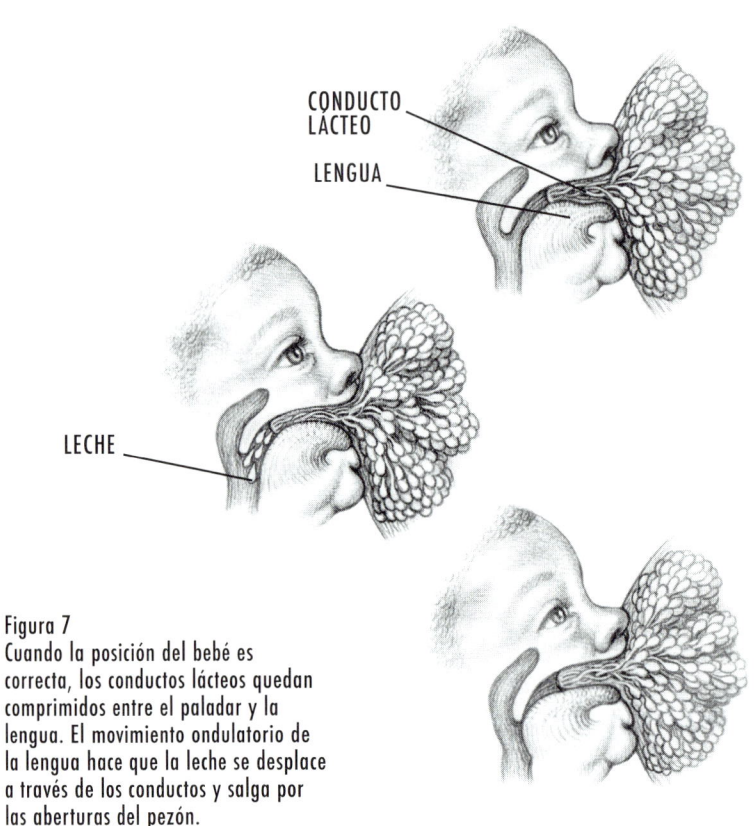

CONDUCTO LÁCTEO

LENGUA

LECHE

Figura 7
Cuando la posición del bebé es correcta, los conductos lácteos quedan comprimidos entre el paladar y la lengua. El movimiento ondulatorio de la lengua hace que la leche se desplace a través de los conductos y salga por las aberturas del pezón.

Cómo mantener el suministro de leche

La señal de que hay una producción de leche constante es extraerla del seno a través de la lactancia (succión del bebé) o mediante la compresión del seno. La succión del bebé origina un incremento repentino del nivel de prolactina. La prolactina desempeña un papel importante en el mantenimiento de la producción de leche, pero sin afectar al volumen o cantidad de la misma. La cantidad de leche que usted produce, depende de la cantidad que su bebé extrae del seno. Se trata de un proceso de oferta y demanda. Cuanta más leche extraiga su bebé, más leche producirá usted.

Cuando usted retrasa o saltea lactancias y la leche permanece en el seno, causa un incremento en la presión. Esta presión disminuye el flujo de sangre en los alvéolos y ocasiona una disminución en la producción de leche. Mientras su bebé siga mamando, usted seguirá produciendo leche. En cambio, si usted limita la cantidad de lactancia siguiendo un horario muy rígido o combinando la lactancia con agua o suplementos de fórmula o un chupete, su suministro de leche disminuirá.

Tipos de leche humana

Existen tres tipos de leche humana: el *calostro*, la leche transitoria y la leche madura. Aunque cada una contiene sustancias nutritivas similares, su contenido y volumen varían. Entre 0 y 5 días después del parto se produce el calostro: entre los 5 y 10 días posteriores, la leche transitoria, y después de los 15 días la leche madura. El cambio de calostro a leche madura es paulatino y puede que no se note. La rapidez del cambio depende de la prontitud y frecuencia con la que lacte su bebé.

Calostro

El calostro es una sustancia líquida que puede ser espesa y amarillenta o bien clara y acuosa. Se encuentra presente durante los últimos meses del embarazo y los primeros días después de dar a luz. La mayoría de las madres producen entre 1 y 3 onzas (30–90 ml) de calostro cada día. El calostro es rico en proteínas, tiene poca grasa y es rico en *anticuerpos* que protegen a su bebé de infecciones. El calostro también hace que su bebé evacue antes y con más frecuencia.

Leche transitoria

El contenido y volumen de la leche transitoria cambian paulatinamente en el transcurso de 5 a 10 días. La rapidez con que ocurre este cambio es menor en las madres primerizas. Si usted ha estado embarazada antes o ha dado de mamar antes, la leche madura puede aparecer antes. La cantidad de azúcar, grasa y calorías aumenta, mientras que la cantidad de proteínas y anticuerpos disminuye, hasta que se alcanzan los niveles de leche madura.

Leche madura

La leche madura está compuesta de dos partes, la *primera leche* y la *segunda leche*. La primera leche o *leche aguada* es baja en proteínas, grasas y calorías, con lo que su apariencia es acuosa y diluida. La segunda leche o *leche gorda* es alta en proteínas, grasas y calorías, con lo que su apariencia es espesa y cremosa (Figura 8). La segunda leche contiene la grasa y las calorías que su bebé necesita para crecer bien.

La leche humana cambia para adaptarse a las necesidades de su bebé, algo que la fórmula no puede hacer. La leche humana contiene más de 200 sustancias. ¡Es la "comida rápida" perfecta—siempre lista y nutritiva! Los nutrientes de la leche humana cambian desde que comienza una sesión de lactancia hasta que termina, de la mañana a la noche, de un mes a otro y de una madre a otra; incluso de un seno al otro. Aunque la dieta y la salud de la madre pueden ejercer un efecto en los nutrientes de su leche, las madres con dietas rigurosas y las madres mal nutridas también deberán tratar de lactar.

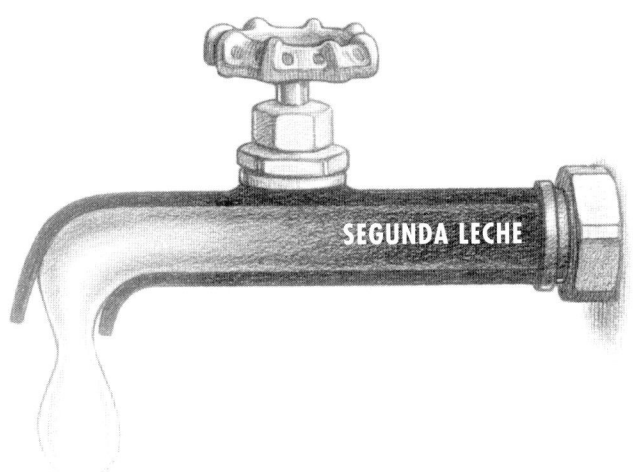

PRIMERA LECHE

Figura 8
La primera leche se obtiene al principio de la sesión de lactancia y la segunda leche se obtiene al final. La segunda leche contiene más calorías y grasa que los bebés necesitan para crecer. Si usted limita el tiempo de las lactancias, el bebé no recibe o casi no recibe segunda leche.

3 Preparándose para lactar

Preparados. Listos. ¡Ya!

El mejor momento para aprender todo lo que pueda acerca de la lactancia es antes de que nazca su bebé. Planear de antemano le ayudará a reducir el riesgo de problemas y a encontrar soluciones con más rapidez si se dan problemas. Cuanto más conocimientos tenga acerca de la lactancia, más fácil le será la lactancia una vez que llegue su bebé.

Cuidado de sus senos

Las *glándulas de Montgomery*, semejantes a granitos que tiene la areola (la parte oscura del seno que rodea al pezón) producen un material lubricante que mantiene los pezones y las areolas limpias y húmedas (Figura 2, p. 6). De modo que no se necesitan cuidados especiales ni antes ni después del nacimiento de su bebé. Basta con que limpie sus senos con un jabón suave y agua, mientras se ducha o se baña, pero evitando el uso de cremas, lociones y aceites (Figura 9).

Figura 9
Evite el uso de cremas, lociones y aceites en sus senos.

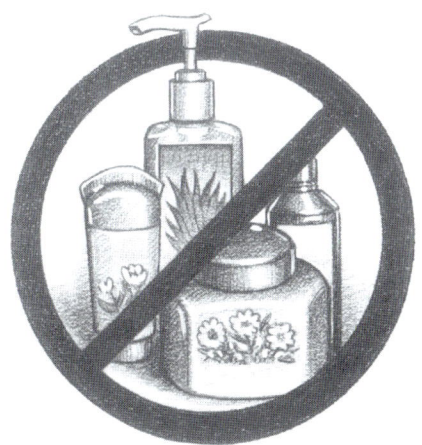

Debe evitar los ejercicios y otros tipos de preparación de los pezones. En esto, incluimos el estiramiento y rotación del pezón, frotar los pezones con una toalla o paño, la extracción manual o el bombeado del seno. Cualquier tipo de estímulo del pezón, puede causar contracciones uterinas que pueden conducir a un parto prematuro. Es importante recordar que la preparación del pezón no evita la sensibilidad y dolor que pueden ocurrir al principio de la lactancia. La colocación correcta de su bebé en el seno es la mejor manera de prevenir el dolor y evitar lesiones del pezón.

Durante el embarazo, a menudo los senos aumentan de volumen, la *areola* se oscurece, y las glándulas de Montgomery aumentan de tamaño, al mismo tiempo que una pequeña cantidad de calostro gotea de los pezones. Algunas mujeres no experimentan cambios en sus senos, pero sin embargo producen un gran suministro de leche. Si sus senos no muestran ninguna señal de que han cambiado durante el embarazo, comuníqueselo a su médico. Juntos pueden asegurarse de que su bebé se alimente lo suficiente.

Selección de suministros de lactancia

Las tiendas de maternidad, tiendas para bebés y centros de lactancia ofrecen una amplia variedad de suministros de lactancia, incluyendo sostenes para lactar, paños de seno, almohadones de lactar, cremas para los senos y bombas sacaleche. ¡Solamente son esenciales tres cosas—un bebé, un seno y un cerebro! De modo que antes de comprar esos artículos "esenciales", asegúrese de que la comodidad justifique su costo. Por ejemplo, las camisetas de algodón elásticas o blusas con botones de arriba a abajo permiten acceso fácil al seno y pueden resultar mucho más baratas que las prendas de ropa para lactar. Una de las muchas ventajas que supone la lactancia, es el ahorro de dinero. Por tal razón, antes de comprar un montón de suministros tenga en cuenta lo siguiente.

Sostenes para lactar

Usted no necesita llevar puesto un sostén mientras está embarazada o durante la lactancia. Si prefiere ponerse uno, le recomendamos que utilice un sostén para lactar. Estos sostenes tienen alas que se abren en cada seno, con lo que puede lactar a su bebé sin tener que quitarse por completo el sostén. Los sostenes para lactar sujetan los paños de seno y pueden reducir el goteo del seno opuesto durante las sesiones de lactancia.

Estos sostenes pueden comprarse en las tiendas de maternidad o en los centros de lactancia. Para estar segura de que le vaya bien, espere a comprarlo hasta las últimas semanas de su embarazo. Es posible que le sea de ayuda hablar con un profesional que entienda de medidas de sostenes. Elija un sostén que sea cómodo, con copas de algodón, tirantes ajustables y alas fáciles de abrochar. Evite los sostenes con varillas o que sean demasiado ajustados o se atasquen, dificultando la extracción de la leche de todas las partes del seno. Si prefiere ponerse un sostén con varillas, quítese el sostén durante 1 ó 2 sesiones de lactancia diarias diurnas y nocturnas. Los "sostenes de dormir" pueden llevarse puestos por la noche a fin de aguantar en su sitio los paños de seno en caso de que haya goteo.

Paños de seno

Los paños de seno se usan para proteger la ropa del goteo de leche. Los paños de seno vienen en distintas formas y tamaños, y suelen estar hechos de algodón o de lana. Ciertos paños están hechos para usarse una sola vez (desechables), mientras que otros pueden usarse y lavarse una y otra vez. Los paños de seno pueden ser gruesos o delgados. Los delgados pueden ser menos visibles debajo de la ropa, pero puede que tengan que cambiarse con más frecuencia. No olvide cambiarse los paños con frecuencia y evite los que tienen forros impermeables que concentran humedad en la piel.

Prendas de vestir para lactar

Usted no necesita ponerse ropa especial para lactar a su bebé, sin embargo, algunas madres encuentran convenientes las blusas de lactar y los camisones. Las prendas de vestir para lactar tienen aberturas en los senos que permanecen ocultas debajo de dobladillos de la tela. Estas aberturas le permiten dar de mamar a su bebé sin tener que quitarse la ropa. Este tipo de prendas a veces facilitan la lactancia discreta en público, pero el exceso de tela puede hacer que abulten más, de modo que le recomendamos que se pruebe distintos estilos.

Satisfacción de necesidades especiales

A muchas mujeres les preocupa que el tamaño o la forma de sus senos afecte la capacidad de producir leche. El tamaño y forma del seno depende principalmente de los depósitos de grasa. Aunque los depósitos de grasa protegen las células productoras de leche de su seno, no afectan en absoluto su capacidad de producir leche.

El tamaño del pezón y su forma pueden facilitar o dificultar la lactancia de algunos bebés. Sin embargo, la mayoría de los bebés aprenden a lactar de los senos de su madre si se les brinda la oportunidad. ¡Lo único que se necesita es práctica! La prueba del pellizco (Figura 10) le ayudará a saber si sus pezones son normales, planos o invertidos (Figura 11).

- Coloque su dedo pulgar e índice en la base del pezón cerca del borde de la areola.

- Apriete sus dedos pulgar e índice.

- Un pezón normal sobresale.

- Un pezón plano se retrae o se hunde (los pezones completamente invertidos no son frecuentes).

Si le preocupan el tamaño o forma de sus pezones, hable con su médico al principio del embarazo.

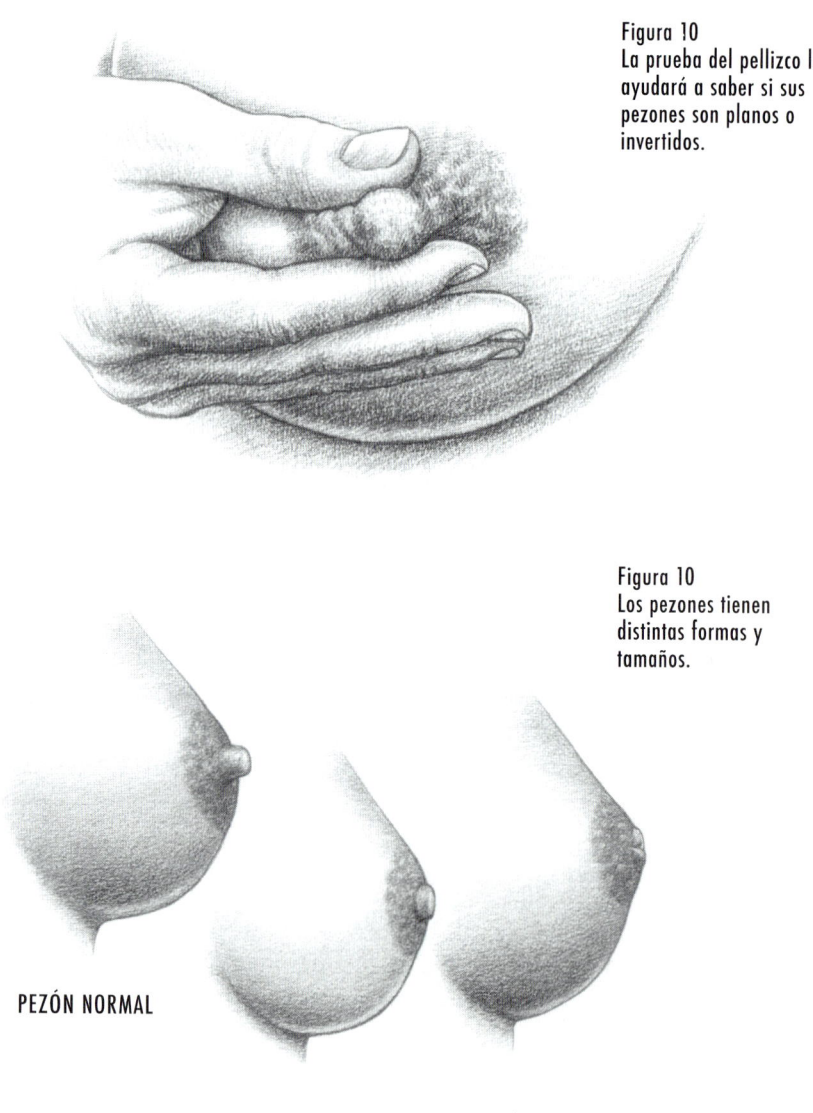

Figura 10
La prueba del pellizco le ayudará a saber si sus pezones son planos o invertidos.

Figura 10
Los pezones tienen distintas formas y tamaños.

PEZÓN NORMAL

PEZÓN PLANO   PEZÓN INVERTIDO

Si sus pezones son planos o invertidos y su bebé tiene dificultades para lactar, es posible que encuentre de utilidad una bomba sacaleche (Figura 12). Usted puede utilizar la bomba antes de cada lactancia para ayudarle a que sobresalga su pezón. (Vea "Empezando a lactar", p. 22.)

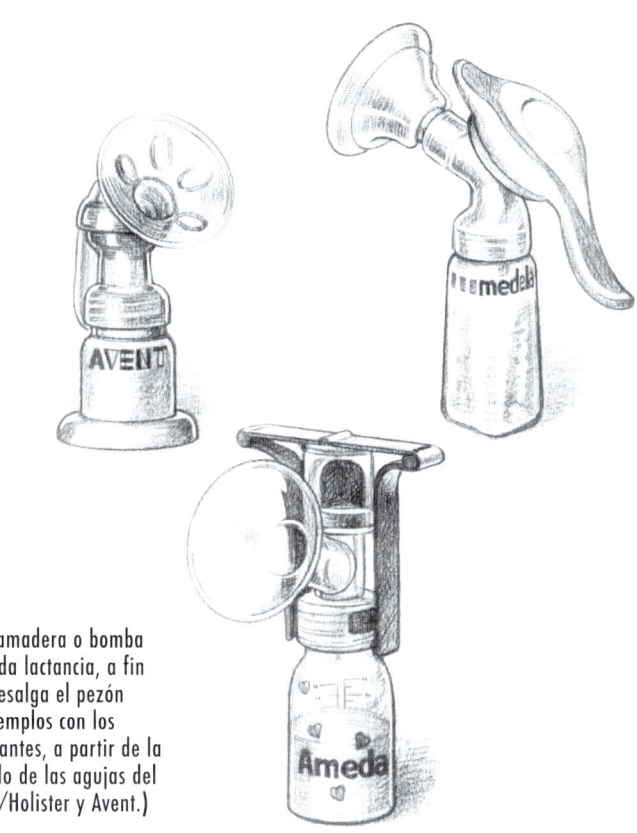

Figura 12
Se puede usar una mamadera o bomba sacaleche antes de cada lactancia, a fin de ayudar a que sobresalga el pezón plano o invertido. (Ejemplos con los nombres de los fabricantes, a partir de la derecha y en el sentido de las agujas del reloj: Madela, Ameda/Holister y Avent.)

Escudos protectores

Aunque algunas mujeres deciden utilizar escudos protectores (cazoletas, copas lácteas) durante el embarazo para tratar los pezones planos o invertidos, se ha comprobado que los escudos protectores casi nunca son útiles y que pueden ser más perjudiciales que beneficiosos. Además, algunas mujeres los encuentran dolorosos o embarazosos. Es mejor que espere a que nazca su bebé para ver si tiene dificultades para lactar. Consulte con su médico antes de tomar una decisión.

Pezoneras

Una pezonera es un aparato que puede usarse en situaciones especiales para ayudar a que el bebé se prenda, ayudar en la transferencia de leche y mantener la lactancia (Figura 13). Los bebés que pueden beneficiarse de las pezoneras son a veces los prematuros que no saben prenderse bien, los que están acostumbrados al biberón y no quieren lactar, y los bebés de madres con pezones planos o invertidos. Las pezoneras pueden usarse al principio de una lactancia a fin de estimular a su bebé para que se prenda del seno, y luego pueden quitarse una vez que su bebé empieza a chupar y a tragar. Las pezoneras también pueden usarse durante toda la sesión de lactancia.

Existen distintos tipos de pezoneras, algunas más eficaces que otras. Una pezonera de goma gruesa (látex) tiene más probabilidades de interferir en la transferencia de leche que una muy fina de silicona. Todas las pezoneras son para uso a corto plazo hasta que se resuelve el problema de lactancia. Consulte con su médico antes de usar una pezonera. Si decide usar una pezonera, compruebe con frecuencia el peso de su bebé (por lo menos semanalmente) para estar segura de que se alimenta lo suficiente.

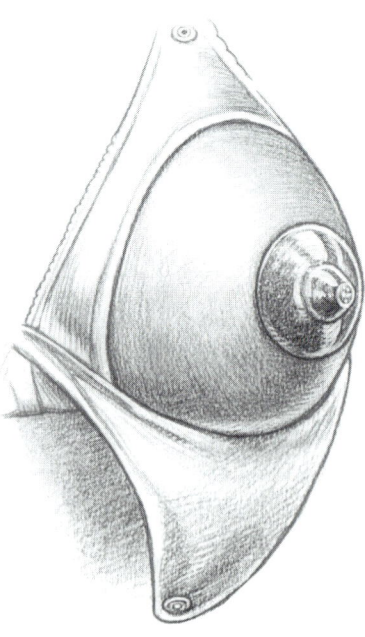
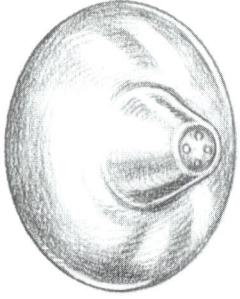

Figura 13
Una pezonera puede hacer que el bebé se prenda más fácilmente cuando la madre tiene un pezón plano o invertido. Sin embargo, una pezonera puede limitar la producción de leche, la bajada de la leche y la transferencia de leche.

Planeando con antelación

Cuidar de un recién nacido toma tiempo, independientemente de la forma en que alimente a su bebé. Por tal razón, trate de llevar a cabo cuantas tareas le sea posible antes del nacimiento.

- Prepare un espacio para su bebé. Puede tratarse de una habitación separada (habitación del bebé) o parte de una habitación.

- Obtenga una cuna o bacinete y un cochecito que se ajuste a las normas de seguridad.

- Tome clases de resucitación cardiopulmonar/primeros auxilios y cuidado de bebés.

- Elija un médico para su bebé.

- Haga una lista de los servicios de ayuda a la lactancia más cercanos a usted.

- Prepare y congele alimentos para usarlos más tarde.

- Pague las cuentas del hogar a tiempo.

- Escriba notas de agradecimiento para los regalos del bebé que ya haya recibido.

- Escriba las direcciones y pegue estampillas en los sobres si tiene planeado enviar tarjetas de nacimiento.

- Complete todos los proyectos relacionados con el trabajo.

- Limpie y organice su apartamento o casa.

- Y por último, pero no menos importante, pase tiempo con su pareja. ¡Una vez llegue su bebé, apenas le quedará tiempo para nada!

Empezando a lactar

Lista o no, ¡aquí viene!

Ahora ya sabe cómo el seno fabrica leche. Lo que necesita aprender ahora es a transferir la leche que fabrica a su bebé. Con la emoción que supone el nacimiento, es fácil olvidar lo que ha aprendido. De modo que le recomendamos que tenga a mano este libro y que se lo lleve al hospital con usted.

La primera lactancia de su bebé

- **Comience a lactar tan pronto como sea posible después de dar a luz.** Si tanto usted como su bebé gozan de buena salud, debe comenzar la lactancia dentro de la primera hora, cuando es probable que su bebé esté tranquilo y alerta. Esta primera lactancia es un proceso de aprendizaje para usted y para su bebé, de modo que, relájese y disfrute de ese tiempo juntos. Muchos bebés se conforman con lamer, oler y acurrucarse contra el seno de sus madres para sentirse cómodos y seguros. Otros se prenden al seno y empiezan a mamar si tienen la oportunidad. Cada bebé es diferente.

- **Permanezca junto a su bebé durante el día y la noche.** Las madres y los bebés deben permanecer juntos (compartir la misma habitación las 24 horas del día) siempre y cuando sea posible. Compartir la misma habitación le brinda la oportunidad a usted y a su bebé de conocerse y le permite practicar las tareas importantes de ser madre mientras cuenta con la ayuda de otras personas. Las madres que comparten la misma habitación con su bebé descansan más que las madres que acuestan a su bebé en otra habitación.

- **Posponga las tareas innecesarias.** Si pospone la primera lactancia de su bebé, la lactancia puede hacerse más difícil. Si es posible, evite todas las tareas innecesarias, tales como cambiarlo de pañales, bañarlo y pesarlo durante por lo menos 1 ó 2 horas después del parto.

■ **Elija una posición que sea cómoda.** Elija una posición de lactar que sea cómoda para usted y su bebé (Figura 14). Coloque a su bebé de lado o acurrúquelo debajo de su brazo, de forma que su barbilla, tórax y rodillas estén frente a su seno. Utilice almohadas para su comodidad y soporte y coloque a su bebé a la altura del seno.

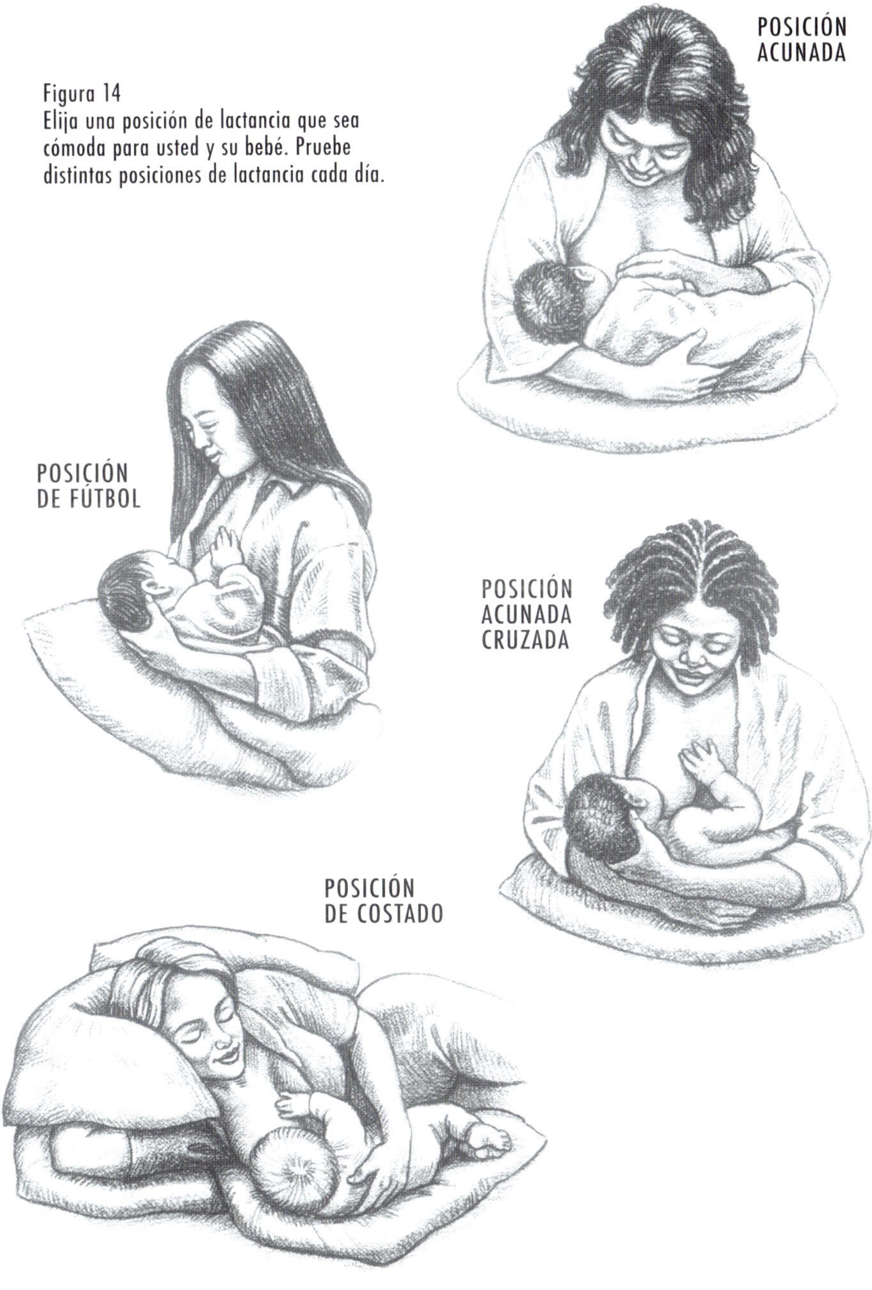

POSICIÓN ACUNADA

Figura 14
Elija una posición de lactancia que sea cómoda para usted y su bebé. Pruebe distintas posiciones de lactancia cada día.

POSICIÓN DE FÚTBOL

POSICIÓN ACUNADA CRUZADA

POSICIÓN DE COSTADO

■ **Sujete y moldee su seno.** Si es necesario, sujete y moldee su seno con la mano (Figura 15). Coloque su pulgar y los demás dedos en sentido opuesto fuera de la areola y sobre el seno. Si comprime o moldea suavemente el seno, es posible que su bebé se prenda más fácilmente. Ajuste la posición de su pulgar y los demás dedos sobre el seno, para que el seno comprimido se alinee con la parte más amplia de la boca del bebé, de la misma forma en la que coloca un sandwich o bocadillo frente a su boca. Por ejemplo, la madre que utilice la posición acunada (bebé tendido de lado y frente al seno) sujetará el seno en U (su mano en forma de U), mientras que una madre que utilice la posición de fútbol (bebé sentado hacia arriba y frente al seno) sujetará el seno en C (su mano en forma de C). Si prefiere la técnica en forma de V o tijeras, compruebe que su índice y los demás dedos estén fuera de la areola y sobre el seno (Figura 15).

■ **Exprima (extraiga suavemente) una cuantas gotas de calostro.** Extraiga (exprima) unas cuantas gotas de calostro del pezón antes de ofrecer el seno. Estimulará a su bebé a prenderse si el calostro ya está disponible.

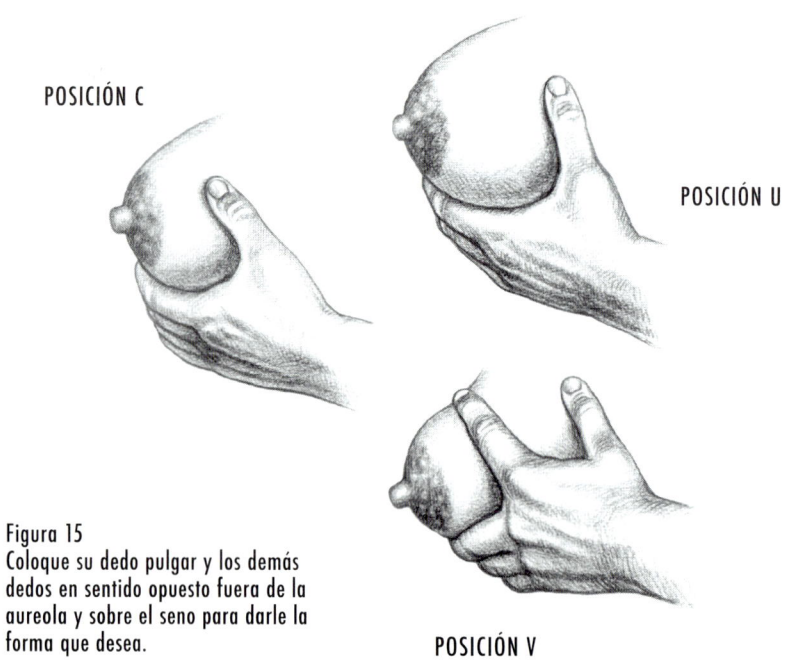

POSICIÓN C

POSICIÓN U

Figura 15
Coloque su dedo pulgar y los demás dedos en sentido opuesto fuera de la aureola y sobre el seno para darle la forma que desea.

POSICIÓN V

- **Cosquillee la nariz de su bebé con su pezón.** Para utilizar el "reflejo de succión," de su bebé, es decir, un reflejo que hace que su bebé abra la boca y busque el seno, frote la mejilla del bebé con su dedo o pezón. Elija la mejilla más cercana a su seno. Mientras su bebé se encara hacia su seno, cosquillee su nariz (o bien sus labios) con su pezón, hasta que su boca se abra bien, como si bostezara.

- **Coloque a su bebé en el seno rápidamente pero con suavidad.** Manteniendo la cabeza y hombros de su bebé en línea recta, coloque el labio inferior del bebé contra su seno y rápidamente pero con suavidad acérquelo a su seno. Piense en la forma en que se coloca usted para comer y coloque a su bebé de la misma forma—¡mirando a la mesa! Si su bebé está colocado correctamente, es más fácil que se prenda bien y firmemente al seno. Su pezón estará apuntando ligeramente hacia el paladar de su bebé. No se incline hacia adelante. Acerque al bebé hacia usted. Si la posición de su bebé es correcta, su lengua descansará en la encía inferior, entre el labio inferior y el seno. Sus labios deberían sobresalir como los de un pez y aplastarse contra el seno. Mantenga cerca a su bebé para evitar que tire innecesariamente del seno y para mantenerlo en la posición correcta.

- **Fíjese en la areola (la parte más oscura alrededor del pezón).** Si la posición del bebé en el seno es correcta, usted no verá la areola o sólo un poco de la misma. Verá más o menos dependiendo del tamaño de su areola y del de la boca de su bebé. Es posible que note que su bebé está un poco descentrado con respecto al seno. En este caso, es posible que vea más areola en la parte superior, por encima del labio, y menos en la parte inferior.

- **Fíjese en la nariz, las mejillas y la barbilla de su bebé.** La nariz y las mejillas deberán estar tocando ligeramente el seno. Su barbilla deberá estar firmemente apretada contra el seno (Figura 16). Sujete los hombros y espalda del bebé con su mano. Coloque su pulgar y los demás dedos debajo de las orejas y alrededor del cuello del bebé. Los bebés respiran por la nariz. Si coloca su mano en la parte posterior de su cabeza, su nariz se aplastará contra el seno y le será más difícil respirar. Las mujeres con senos grandes pueden levantar el seno por debajo con sus dedos o bien colocar un paño enrollado debajo del seno para dejar que el aire entre por la nariz del bebé. No apriete el seno hacia abajo con su pulgar, ya que es fácil que su pezón se escape de la boca de su bebé.

- **Mire a su bebé, no el reloj.** Cuando su bebé deje de mamar y tragar o cuando se duerma en el primer seno, interrumpa la succión, haga que eructe, despiértelo y ofrézcale el segundo seno.

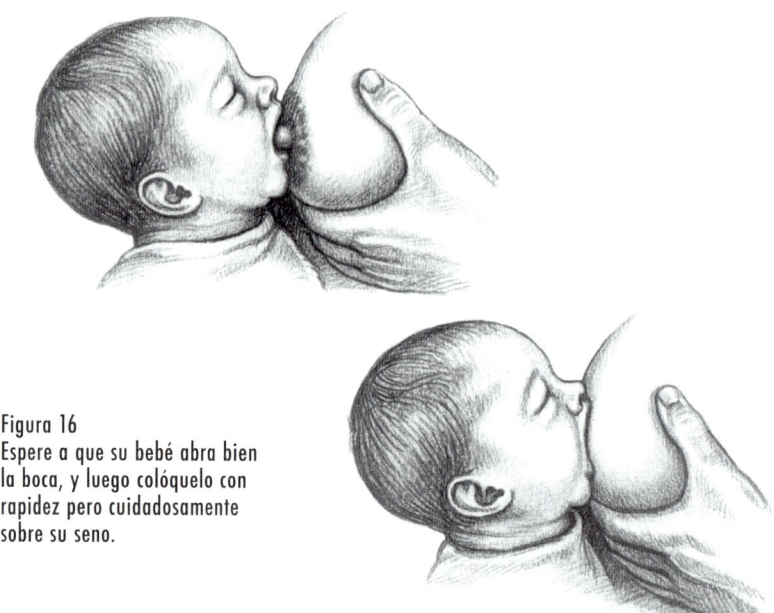

Figura 16
Espere a que su bebé abra bien la boca, y luego colóquelo con rapidez pero cuidadosamente sobre su seno.

- **Interrumpa la succión.** Usted puede interrumpir la succión al deslizar suavemente su dedo entre las encías y la boca de su bebé. Proteja su pezón con su dedo al separar a su bebé del seno (Figura 17).

- **Haga que su bebé eructe.** Los bebés que lactan toman menos aire normalmente que los bebés que se alimentan con biberón, por lo tanto es posible que su bebé no eructe después de cada sesión de lactancia, pero es mejor intentarlo. Le recomendamos que solicite a su pareja que le ayude con esta tarea. Mantenga derecho a su bebé encima de su regazo o contra su hombro, o bien colóquelo de barriga encima de su regazo (Figura 18). ¡Asegúrese de tener a mano un paño limpio, en caso de que el eructo sea húmedo! Frote suavemente o dé golpecitos ligeros en la espalda de su bebé. Si no eructa después de transcurridos un minuto o dos, ofrézcale el segundo seno.

- **Fíjese en la posición de su bebé.** Es posible que sienta un tirón cuando su bebé se prende al seno. Sin embargo, esta sensación se interrumpirá una vez que su bebé atraiga el pezón y el tejido que lo rodea a su boca. Si esta sensación persiste, separe a su bebé del seno e inténtelo de nuevo.

Figura 17
Interrumpa la succión
antes de separar a su
bebé del seno.

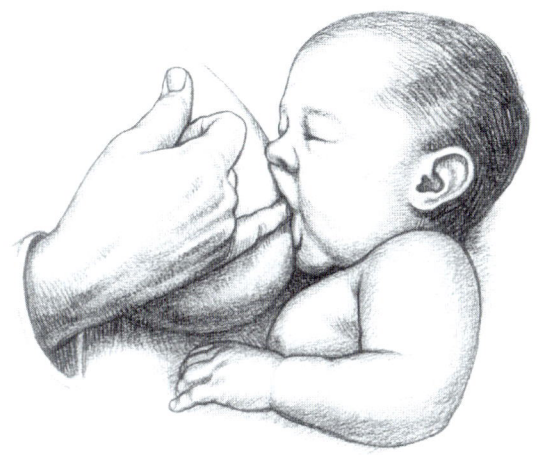

- **Fíjese en el pezón.** Su pezón se estirará (alargará) cuando su bebé lacte, pero la forma del pezón debería ser la misma antes y después de lactar. Algunos bebés no quieren prenderse bien al tejido de alrededor del pezón y se prenden en cambio al mismo pezón. ¡Si su pezón queda comprimido entre el paladar de la boca de su bebé y su lengua, se aplasta o arruga y la lactancia será dolorosa!

- **Use una bomba sacaleche si es necesario.** Si sus pezones son planos o invertidos y su bebé es incapaz de prenderse bien y firmemente, se puede usar una bomba (Figura 12, p. 19) andes de cada lactancia, a fin de ayudar a que sobresalga el pezón. Elija una bomba sacaleche manual o que funcione con pilas; lo que encuentre primero. Ajuste el control de succión al valor más bajo, centre su pezón en la abertura (pestaña o reborde), y ejerza una suave succión durante entre 10 y 15 segundos. De ser necesario, interrumpa la succión y vuelva a comenzar. Tan pronto como sobresalga su pezón, quite la bomba y coloque rápidamente a su bebé sobre el seno.

Las siguientes lactancias de su bebé

- **Permanezca junto a su bebé durante el día y la noche.** Es posible que transcurran varias horas antes que su bebé se despierte para volver a lactar. Muchos bebés lactan pronto y con frecuencia, y otros muestran poco interés al principio. Permanezca junto a su bebé día y noche mientras está en el hospital y durante las 2 a 4 primeras semanas en casa. Preste atención a las primeras señales de hambre o sueño ligero, como son, actividad en las mejillas, chuparse el dedo, hacer "chasquidos" con los labios, toser o bostezar, y ofrézcale el seno en esos momentos.

- **Lacte de 8 a 12 veces cada 24 horas.** La cantidad de calostro que se ingiere durante estas primeras sesiones de lactancia es pequeña (1 a 3 cucharadas de té o 5–15 ml), de modo que es posible que su bebé parezca hambriento después de cada lactancia y le pida lactar con frecuencia (cada hora). Las lactancias frecuentes le dan a usted y a su bebé la oportunidad de practicar esta importante actividad mientras la ayudan. Lacte de 8 a 12 veces cada 24 horas. Calcule que lactará cada 1 a 3 horas durante el día y cada 2 a 3 horas por la noche, pero recuerde que cada bebé es diferente.

  Algunos bebés lactan cada 2 ó 3 horas, día y noche, mientras que otros, lactan cada hora, entre 3 y 5 sesiones de lactancia y duermen de 3 a 4

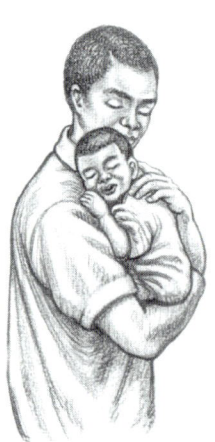
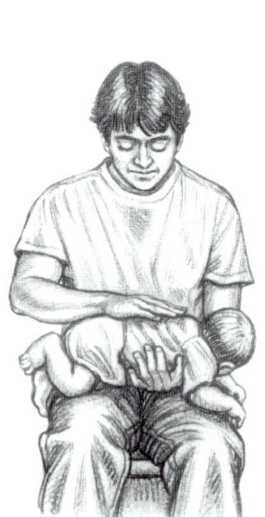
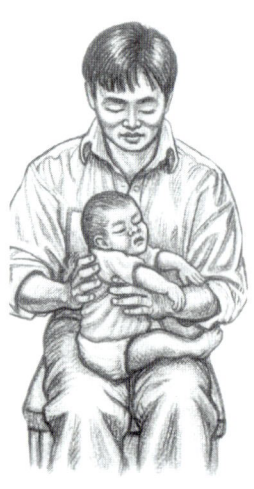

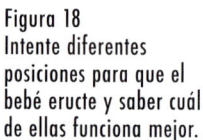

Figura 18
Intente diferentes posiciones para que el bebé eructe y saber cuál de ellas funciona mejor.

horas entre sesiones. Algunos lactan durante 10 a 15 minutos en cada seno, mientras que otros lo hacen durante 15 a 30 minutos en cada seno y otros entre 15 y 30 minutos en un solo seno. Raramente hay que darles suplementos alimenticios, a menos que su bebé pierda más del 7% de su peso al nacer. Las sesiones de lactancia cortas y frecuentes facilitan la adaptación de su bebé a la vida fuera de su organismo.

Los bebés que lactan son menos propensos a desarrollar niveles altos de bilirrubina si lactan con frecuencia. Las lactancias frecuentes provocan más evacuaciones con lo que descienden los niveles de bilirrubina en la sangre y hay menos riesgos de que contraigan ictericia.

- **Despierte al bebé dormilón.** A veces los bebés dormilones no piden comer lo suficiente. Colóquelo piel contra piel entre sus senos. Observe cualquier indicio de que tenga hambre o falta de sueño y ofrézcale el seno en esos momentos. Otras sugerencias para despertar a un bebé dormido:

  - cambiar la intensidad de la luz

  - destaparlo

  - cambiarle los pañales

  - lavarle las nalgas con un paño frío

  - masajear sus pies (¡mi forma favorita!)

  - sentarlo en su regazo, sujetando su barbilla con una mano y haciéndole un masaje en la espalda con la otra

- **Evite retener leche y que sus senos se sientan llenos.** Su suministro de leche aumentará considerablemente entre 3 y 5 días después de dar a luz. Es posible que sus senos estén firmes y llenos. Las lactancias frecuentes hacen que sus senos se vacíen y se evite la retención de leche o ingurgitado. Lacte de 8 a 12 veces cada 24 horas, o cada 1 a 3 horas. Ofrezca ambos senos en cada sesión de lactancia, pero no se preocupe si su bebé parece estar satisfecho con un seno. De ser necesario, exprima con la mano o bombee sus senos para ablandarlos y que no se sientan tan llenos.

- **Siga colocando correctamente a su bebé en el seno.** Es posible que le duela cuando su bebé se prenda al pezón. Sin embargo, el dolor debería calmarse a medida que atrae el pezón y el tejido que lo rodea entran en la boca del bebé. Si el dolor persiste, separe a su bebé del seno e inténtelo de nuevo.

Recuerde que si la posición de su bebé es correcta, la cabeza y el tórax del mismo deberán estar frente al seno. Su boca deberá estar bien abierta.

Su lengua debería estar sobre su encía inferior, entre su labio inferior y el seno. Sus labios deberían sobresalir como los de un pez y aplastarse contra el seno. Su nariz y sus mejillas deberán tocar suavemente el seno. Su barbilla deberá estar firmemente apretada contra el seno (Figura 16, p. 26). Usted verá nada o casi nada de la areola. La cantidad que ve depende del tamaño de su areola y del de la boca de su bebé.

- **Sepa cuándo el bebé no se prende bien.** Para transferir leche, su bebé debe prenderse al seno correctamente. Si la posición es correcta, el pezón y el tejido que lo rodea deben llenar la boca de su bebé. Su pezón debe encontrarse en la parte posterior de la boca, con poca o ninguna presión en el pezón mismo (Figura 7, p. 12). Su pezón deberá mostrar la misma apariencia antes y después de lactar. Cuando la posición de su bebé no es correcta, el pezón puede doler y lesionarse. Señales de que el bebé no se prende bien:

  - los pezones aparecen aplastados o arrugados después de la lactancia
  - su bebé hace chasquidos con la boca durante la lactancia
  - las mejillas de su bebé se hunden mientras lacta
  - usted experimenta dolor durante la lactancia o entre sesiones

- **Sepa cuándo se transfiere la leche.** Cuando su bebé está bien colocado en el seno, su boca atrae los conductos lácteos, que se encuentran debajo de la areola y quedan comprimidos entre el paladar y la lengua formando un sandwich. La acción ondulante de la lengua de su bebé ejerce presión en los conductos lácteos, lo que hace que la leche se desplace a través de las aberturas del pezón (Figura 7, p. 12).

  A esta bajada de leche repentina procedente de los senos se la llama reflejo de bajada o de eyección de leche. La mayoría de las madres experimentan más de una bajada por sesión. Es posible que sienta un cosquilleo o una sensación de lleno en los senos cuando baja la leche o que vea como ésta gotea de un seno mientras su bebé se alimenta del otro seno. No se preocupe si no siente o ve nada. Mire a su bebé. Preste atención a cómo traga su bebé. Cuando baje la leche, la forma de mamar de su bebé pasará a ser de succiones cortas y rápidas, a succiones más lentas, rítmicas, en las que también traga.

- **Mire a su bebé, no el reloj (Figura 19).** Lacte en el primer seno hasta que su bebé se sacie antes de ofrecerle el segundo. Su bebé es el que decide cuándo comer. Si usted limita la duración de sus lactancias, es posible que su bebé no reciba la suficiente leche alta en grasas. Cuando su bebé deje de mamar y tragar o cuando se duerma en el primer seno, interrumpa la succión, haga que eructe, despiértelo y ofrézcale el segundo seno.

- **Interrumpa la succión.** Interrumpa la succión deslizando su dedo entre las encías de su bebé y metiéndolo en la boca (Figura 17). Proteja su pezón con su dedo al separar a su bebé del seno.

- **Ofrezca ambos senos en cada sesión de lactancia.** Ofrezca ambos senos en cada lactancia, pero no se preocupe si su bebé parece satisfecho con uno sólo. Cada seno es capaz de proveer una comida completa. Si es necesario, exprima con la mano o bombee para aliviar la sensación de tirantez en el segundo seno. Si su bebé no lacta bien en el primer seno y no muestra ninguna señal de que succiona o traga, vuelva a ofrecer ese seno. A fin de incrementar el flujo de leche, comprima suavemente el seno entre su pulgar y los demás dedos cuando su bebé haga una pausa mientras lacta. Lacte bien con un seno antes de ofrecerle el segundo.

- **Comience cada lactancia con el último seno que ofreció.**

- **Utilice las posiciones de lactancia que funcionen mejor para usted y para su bebé.** Sujete bien a su bebé sea cual sea la posición que elija (Figura 14, p. 23). Con esto evitará los tirones innecesarios de seno; mantendrá a su bebé en una posición correcta y evitará el dolor de pezones.

Figura 19
Mire a su bebé,
no el reloj.

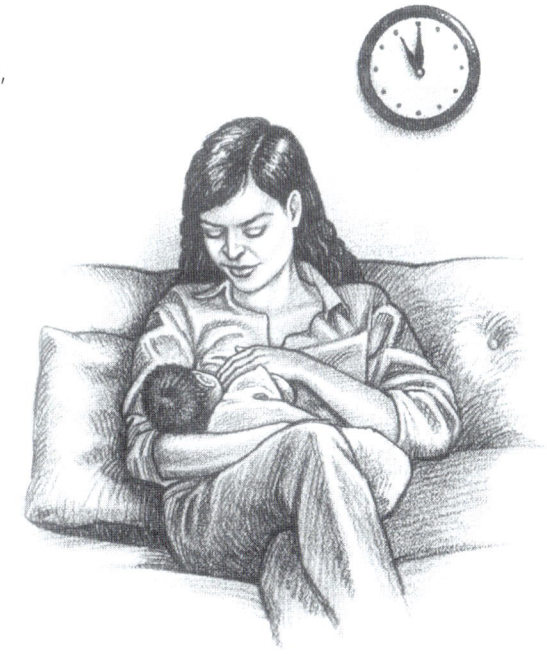

■ **Evite los pezones artificiales.** Espere hasta que usted y su bebé hayan aprendido a lactar bien (de 4 a 6 semanas) antes de ofrecer un biberón o chupete. Los biberones y los chupetes pueden confundir a su bebé.

■ **Evite los suplementos de agua o fórmula.** Su leche materna es todo lo que necesita su bebé durante los primeros 6 meses. El uso frecuente de suplementos de agua o fórmula puede hacer que disminuya su suministro de leche y que provoque el *destete* (interrupción de la lactancia). Si por razones médicas es necesario administrar un suplemento, elija un método que sea menos propenso a interferir con la capacidad de su bebé de lactar posteriormente. Por ejemplo, puede administrarle un suplemento en el seno por medio de un aparato de lactancia adicional o una sonda y jeringa, o bien fuera del seno, por medio de una cuchara, cuentagotas o taza. Si decide usar un pezón artificial, elija uno que sea blando y que tenga una base ancha y un flujo gradual.

■ **Tome notas.** Durante las 2 a 4 primeras semanas, mientras usted y su bebé están aprendiendo a lactar, recomendamos que tome nota diariamente de las lactancias, el número de pañales que moja y las veces que produce evacuaciones/heces (Figura 20). Saber lo que le espera durante las primeras semanas le dará la confianza que necesita para lactar y darse cuenta de cuándo necesita pedir ayuda.

- Espere entre 8 y 12 lactancias cada 24 horas.

- Espere una orina transparente o de color amarillo pálido y seis o más pañales mojados diarios al quinto día.

- Después del primer día, espere por lo menos tres evacuaciones diarias durante los primeros 3 días y por lo menos cuatro evacuaciones diarias durante las 4 semanas siguientes.

- Las evacuaciones de su bebé serán negras y pegajosas (meconio) durante el primero y segundo día, verdes y pastosas el tercer y cuarto día, y amarillas, como con semillas y aguadas, al quinto día.

- ¡Las evacuaciones de los bebés que lactan parecen una combinación de agua, mostaza amarilla, requesón y semillas de sésamos!

- Espere evacuaciones acuosas frecuentes y pequeñas con muy poco material sólido. A veces, lo único que ve en el pañal es una mancha amarilla del tamaño del puño de su bebé.

- Después de 4 a 6 semanas, espere evacuaciones más grandes y menos frecuentes. Muchos bebés hacen heces grandes cada 1 a 5 días, mientras que otros siguen teniendo evacuaciones frecuentes y pequeñas cada día durante varios meses.

- **Tome nota del peso de su bebé.** El médico de su bebé lo pesará durante cada visita.

  - Es de esperar que su bebé no pierda más del 7 por ciento de su peso de nacimiento durante los primeros 5 días.

  - Es de esperar que recupere su peso de nacimiento a los 10 días de edad.

  - Después de la primera semana, es de esperar que gane entre 4 y 8 onzas de peso cada semana durante los primeros 3 meses.

Figura 20
Anotaciones diarias.

Día	8–12 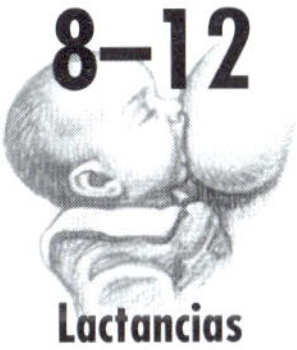 **Lactancias**	6–8 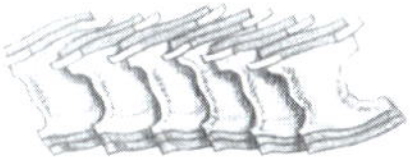 **Pañales mojados**	3–4 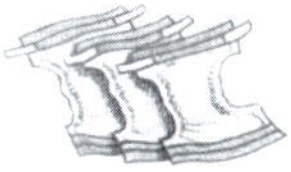 **Evacuaciones**
(Ejemplo)	ЖI ЖI I	ЖI I	IIII
Lun.			
Mar.			
Mi.			
Juev.			
Vier.			
Sáb.			
Dom.			

5 Seguir lactando

¡Felicitaciones, lo ha conseguido!

Durante las primeras semanas posteriores al nacimiento, preocúpese solamente de usted y de su bebé. Deje para los demás las tareas del hogar—¡las telarañas pueden esperar! Tome por lo menos una siesta al día mientras su bebé duerme y lleve puesto un pijama o un camisón durante la primera semana, que sirva para recordarle a su familia y amigos que todavía se está recuperando de su embarazo y parto. Acepte toda la ayuda que le ofrezcan y no dude en pedirla. Las frustraciones de la paternidad aumentan cuando los padres están cansados por falta de sueño.

Si es necesario, limite el número de visitas y duración de las mismas. Coloque un pequeño letrero que diga "No molestar" frente a la puerta de su casa para desalentar a las visitas no deseadas.

Aunque algunas madres se sienten cómodas lactando frente a parientes y amigos (tanto hombres como mujeres), muchas de ellas no. Es importante que usted se relaje. No dude en comunicarlo a los demás, si necesita más privacidad.

Aunque es bueno tener ayuda en casa, los parientes y amigos también pueden causar tensión o nervios si sus conocimientos de lactancia son limitados. Es posible que deba explicar cortésmente las ventajas de la lactancia, la importancia de las sesiones de lactancia frecuentes, la lactancia cuando el bebé lo pide y las lactancias nocturnas. Explique que es mejor para usted y su bebé tomar una siesta durante el día y lactar por la noche, y no que la abuela alimente a su bebé con biberón para que usted pueda dormir por la noche.

Siga tomando una variedad de alimentos sanos y bebidas que satisfagan su sed. Si su orina es transparente o de color amarillo pálido, significa que está bebiendo lo suficiente. Use cada lactancia como recordatorio de que necesita un pequeño "tentempié" o una bebida o jugo. Puede comenzar a hacer ejercicios ligeros 2 a 4 semanas después del parto. Sin embargo, escuche a su cuerpo. Muchas madres están ansiosas por reanudar sus estilos de vida activos; si hace muchas cosas demasiado pronto, se arrepentirá. Recuerde, las primeras semanas son un aprendizaje para toda la familia, de modo que relájense y disfruten de esta experiencia juntos.

Familiarícese con su bebé lactante

Los primeros 6 meses

Cada bebé tiene necesidades básicas—comida, oxígeno, calor, seguridad y amor. Usted sabrá si satisface las necesidades de su bebé si sabe cómo se comportan los bebés que lactan normalmente. Si tiene amigos o familiares que han lactado, observarlos con sus bebés puede haberle enseñado mucho acerca de la conducta de un recién nacido. Pero si la mayoría de las madres que conoce no han lactado o solamente han lactado por un corto período de tiempo, es posible que le quede mucho por aprender.

Durante los primeros 3 meses, su bebé crece con mucha rapidez, por lo tanto necesita muchas calorías. Puesto que el tamaño del estómago de su bebé es el mismo que el de su puño, es fácil entender porque necesita alimentarse a menudo (cada 1 a 3 horas). Cuando parezca que tiene hambre ofrézcale el seno. Si le ofrece su seno mientras su bebé está tranquilo pero alerta, es más probable que se prenda a su seno y lacte bien. Si llora es que tiene hambre, y esto hay que evitarlo. Si su bebé tiene que llorar para alimentarse, se dará cuenta de que lacta mal y de que se duerme en el seno después de sólo uno o dos minutos. Puede estar segura de que su bebé se está alimentando lo suficiente si sus heces son pequeñas y frecuentes (de tres a cuatro cada día), sus pañales están mojados y pesan y hay un aumento de peso paulatino (de 4 a 8 onzas—120 a 240 gramos—por semana).

Una vez su bebé lacte bien y gane peso, puede empezar a dejar que sea él quien marque su propio horario de lactancia. Esto puede ocurrir aproximadamente entre 4 y 6 semanas después del nacimiento. Pero recuerde que cada bebé es diferente. Algunos bebés siguen lactando cada 2 ó 3 horas, día y noche, durante varias semanas. Otros lactan cada 1 ó 2 horas cuando están despiertos y duermen durante largos períodos de tiempo.

Si su bebé duerme 4 horas o más de un tirón durante las primeras semanas, es posible que necesite exprimir leche para aliviar su senos, evitar la ingurgitación y mantener un buen suministro de leche. La leche materna exprimida puede guardarse en la nevera o congelarse para uso posterior. Mientras las rutinas de lactancia de su bebé cambian, sus senos cambiarán conforme a estas necesidades y fabricarán solamente la cantidad correcta de leche. ¡Los senos son sorprendentes!

Muchos padres quieren saber cuándo sus bebés dormirán durante toda la noche. Es importante recordar que cada bebé es diferente. Cuando su bebé alcance entre 6 y 12 semanas de edad, normalmente dormirá entre 4 y 5 horas por la noche. Puede intentar calmar a su bebé y alargar el tiempo entre sesiones de lactancia por la noche, cambiándole los pañales, caminando y acunándolo. Muchos bebés duermen 6 horas por la noche desde aproximadamente los 6 meses de edad. ¡Es posible que su definición de "noche" necesite cambiar! A medida que su bebé crezca, dormirá por períodos de tiempo más largos durante la noche.

Es posible que se pregunte si puede dormir con su bebé. Los estudios de investigación muestran que cuando los bebés y las madres duermen cerca, las lactancias son más fáciles, las madres duermen más y los bebés corren menos riesgos de sufrir el síndrome de muerte repentina del recién nacido (SIDS), es decir el fallecimiento repentino e inesperado de los bebés que tienen entre 1 mes y 1 año de edad. Los bebés a veces duermen en más de un lugar, incluidos cochecitos, cunas, camas portátiles, bacinetes, co-sleepers (cunas que se montan al lado de las camas de los adultos) y camas de adultos. Aunque algunas áreas de dormir son seguras, otras no lo son. Existen ciertas condiciones y conductas que hacen que un área segura no lo sea. Las siguientes sugerencias le ayudarán a que usted y su bebé duerman sanos y salvos.

- No duerma con su bebé en sofás o sillones.

- No coloque a su bebé solo sobre una cama de adulto.

- No coloque a su bebé en una cama de adultos junto con hermanos mayores.

- Los padres que fuman no deben dormir en la misma cama que sus bebés. El humo de los cigarrillos incrementa el riesgo de SIDS.

- Los padres que han consumido alcohol o drogas no deben dormir con su bebé.

- Los padres que tienen mucho sobrepeso no deben dormir con sus bebés.

Cuando las madres y los bebés duermen cerca, los bebés lactan más a menudo y duermen menos profundamente. Menos sueño profundo significa menos riesgo de SIDS. Para que disminuya el riesgo de SIDS, siga estos consejos.

- Coloque a su bebé de espaldas para dormir. No lo coloque de barriga o de lado. Si su bebé tiene un problema médico que le impide dormir de espaldas, hable con el pediatra acerca de una posición para dormir segura.

- Coloque a su bebé sobre un colchón duro u otra superficie firme para dormir.

- Coloque a su bebé en un saco de dormir de su tamaño o tápelo solamente con una manta ligera. No use edredones, cobijas ni almohadones.

- Asegúrese de que esté cómodo. No deje que su bebé se acalore. Use una sola prenda de ropa además de su pañal.

- Mantenga a su bebé en un ambiente sin humo por lo menos hasta que cumpla el primer año de vida.

- Lléve a su bebé al médico para que lo revise regularmente y reciba sus vacunas.

- Llame al pediatra inmediatamente si le parece que su bebé está enfermo.

Después de 6 meses

La leche materna es el único alimento que su bebé necesita durante los primeros 6 meses de vida. Durante la segunda mitad del primer año, la leche materna es una parte importante de la dieta de su bebé junto con los alimentos sólidos enriquecidos con hierro. Si no se suministra leche materna durante el primer año, se recomienda fórmula reforzada con hierro para bebés. No se recomienda darle leche de vaca hasta que cumpla 1 año.

La lactancia otorga beneficios incluso después del primer año y debería seguirse siempre y cuando la madre, el padre y el bebé lo deseen. La lactancia más allá del primer año, es común en muchas partes del mundo. En los Estados Unidos, donde los senos se perciben principalmente como objetos sexuales, las mujeres que lactan en público o más allá del primer año, son objeto de miradas o comentarios obscenos. En ciertos estados, existen leyes que protegen los derechos de la mujer de lactar en público.

Si es usted tímida o vergonzosa, elija un lugar privado donde no la molesten y use ropa que le haga posible lactar sin que se note. Si decide lactar en público, es posible que anime a que otras mujeres hagan lo mismo. Mientras tanto, tenga plena confianza en que le está dando a su bebé lo mejor de lo mejor, nutritiva, inmunológica y emocionalmente.

6 Comiendo por dos

Las madres tienen muchas preguntas acerca de la nutrición durante la lactancia.

"¿Cuántas calorías necesito tomar mientras lacto?"

"¿Cómo puedo perder esos kilos o libras que aumenté durante el embarazo?"

"¿Es necesario tomar suplementos de vitaminas y minerales?"

Aunque algunos médicos recomiendan una dieta estricta para las madres que lactan, otros sugieren que coman lo que quieran. Las siguientes preguntas y respuestas le servirán de ayuda a la hora de decidir qué alimentos son mejores para usted y su bebé.

¿Necesito tomar más calorías durante la lactancia?

Las necesidades nutritivas varían dependiendo de cuánta leche produce. Por ejemplo, una mujer que da fórmula a su bebé además de lactar, no necesita tantas calorías como una que tiene que lactar mellizos. La producción de leche exige consumir de 500 a 1,000 calorías diarias. La mitad de estas calorías proceden de la grasa almacenada durante el embarazo, mientras que la otra mitad procede de los alimentos que consume. Algunos especialistas en nutrición recomiendan 500 calorías adicionales por día durante la lactancia. Sin embargo, la mayoría de las mujeres pueden producir suficiente leche mientras ingieren aproximadamente la misma cantidad de calorías que antes de quedar embarazadas. Si usted quiere perder el peso que ganó durante el embarazo, deberá evitar los alimentos muy calóricos y con escaso valor nutritivo.

Coma para saciar el hambre y trate de perder peso hasta que su suministro de leche esté bien establecido—aproximadamente entre 4 y 6 semanas después de dar a luz. Es importante recordar que cuánto más lacte, más calorías quemará su organismo. La mejor pérdida de peso se alcanza cuando se lacta exclusivamente o casi exclusivamente durante 6 meses.

¿Cómo puedo perder esos kilos o libras que aumenté durante el embarazo?

Muchas mujeres descubren que pierden ese exceso de peso en un período de 6 meses. Aunque esto parece mucho tiempo, no se recomienda disminuir las calorías para perder peso más fácilmente, ya que puede interferir con la producción de leche. Aunque incluso las madres mal nutridas pueden producir leche de alta calidad, la producción de leche va con frecuencia en detrimento de la salud de la madre. Al comer suficientes calorías, se asegura de que su necesidad de otros nutrientes, como proteínas, vitaminas y minerales, se cumpla también.

Si usted tenía sobrepeso antes del embarazo, la lactancia puede ayudarla a perderlo. Una vez que su suministro de leche sea estable, 1,800 calorías al día serán suficientes para mantener su suministro de leche y aún así perder peso. Si hace gimnasia o si es muy alta, es posible que necesite de 2,000 a 2,400 calorías diarias. La mejor guía para ello es basarse en la rapidez con que pierde peso. Las mujeres con mucho sobrepeso no deberían perder más de 4 a 6 libras (2 a 3 kg) por mes. Las mujeres que necesitan perder 25 libras (12 kg) o menos no deberían perder más de 3 ó 4 libras por mes.

Si su peso era el correcto, teniendo en cuenta su estatura, antes del embarazo, comprobará que comer para saciar su hambre hará que regrese paulatinamente al peso que tenía antes de quedar embarazada. Es posible que tenga que añadir calorías a su dieta a medida que su bebé alcance los 6 meses de edad, para evitar perder demasiado peso. Recuerde que la cantidad de calorías mínimas recomendadas es de 1,800 por día. Las mujeres que son físicamente activas o muy altas pueden necesitar entre 2,000 y 2,400 calorías.

Si usted pesaba menos de lo normal antes de su embarazo, es posible que tenga que añadir calorías por encima de lo usual a fin de evitar perder demasiado peso. Esto es especialmente importante a medida que crece su bebé si usted lacta exclusivamente. Pesar menos de lo que pesaba antes del embarazo es algo que debe evitarse.

¿Debería tomar más líquidos durante la lactancia?

Su sed es la mejor señal de cuánto líquido debe tomar. De hecho, un exceso de líquido puede disminuir la producción de leche. Por esta razón, obedezca a su sed (aproximadamente de seis a ocho vasos de líquidos al día) y tome bebidas saludables, como agua, leche con poca o ninguna grasa y jugos de fruta o de verdura 100 por ciento naturales. Sabrá que está bebiendo lo suficiente si su orina es transparente o de color amarillo pálido.

¿Debo tomar un suplemento de vitaminas y minerales durante la lactancia?

Siempre y cuando siga una dieta equilibrada que incluya una variedad de alimentos, el único suplemento que puede que necesite mientras lacta, es leche. Incluso si no menstrúa (no tiene la regla cada mes) mientras lacta exclusivamente, un suplemento de hierro la ayudará a reemplazar al que perdió durante el embarazo.

Si usted tiene deficiencia de hierro o anemia por deficiencia de hierro, su médico le recetará un suplemento de hierro (60–120 mg al día). Recuerde que los suplementos de hierro se absorben mejor con el estómago vacío y no deberían tomarse al mismo tiempo que otros suplementos nutritivos.

Algunas mujeres evitan los productos lácteos porque tienen intolerancia, son alérgicas a las proteínas de la leche, no les gustan esos productos o son vegetarianas (dieta vegetariana estricta que no incluye productos lácteos). *Si usted no consume diariamente productos lácteos u otros alimentos ricos en calcio,* debe tomar un suplemento de calcio (600 mg al día).

Los productos lácteos son una fuente de vitamina D. *Si usted no toma productos lácteos y esta expuesta al sol menos de 30 minutos por semana,* debe tomar un suplemento de vitamina D (5–10 µg o 200–400 IU). Los rayos ultravioletas del sol (con ayuda del hígado y los riñones) convierten una sustancia de la piel en vitamina D. Espere 30 minutos antes de ponerse crema protectora. Si toma sol a menudo, puede esperar menos de 30 minutos.

Las mujeres que siguen una dieta estrictamente vegetariana que no incluye proteína animal (carne, pescado, huevos o productos lácteos) deben elegir cuidadosamente su alimentación a fin de tomar suficientes calorías, proteínas y sustancias nutritivas, especialmente vitamina B12, hierro, vitamina D, y zinc. Las proteínas y sustancias nutritivas pueden obtenerse comiendo productos de soya y una variedad de semillas, nueces, granos, legumbres, verduras y cereales.

¿Necesito limitar la cantidad de grasa de mi dieta?

Puede limitar la cantidad de grasa de su dieta comiendo alimentos bajos en grasa o sin grasa como mayonesa, queso crema, aliños de ensalada y quesos. Sin embargo, asegúrese de incluir algo de grasa en su dieta. Si ingiere la cantidad mínima de calorías (1,800 al día), su dieta debe incluir 60 gramos de grasa. Puede que le parezca excesivo, pero no lo es. Todos los productos animales que come, salvo los productos lácteos sin grasa, contienen grasa. El pollo magro suministra entre 2 y 3 gramos de grasa por onza de carne. La carne de vaca y el cerdo tienen entre 5 y 8 gramos de grasa por onza. El pescado tiene entre 1 y 5 gramos de grasa. Dependiendo de lo que elija, es fácil alanzar 6–48 gramos de grasa con dos porciones pequeñas (de 3 onzas cada una) de alimentos ricos en proteínas por día. Compense una selección rica en proteínas grasas con una más baja en la siguiente comida.

Puede limitar la cantidad de grasas saturadas (el tipo que se encuentra en los productos animales) de su dieta ingiriendo porciones pequeñas de proteínas (de 2 a 4 onzas) y usando aceites monosaturados y polisaturados al cocinar. Este tipo de aceites incluye los aceites de oliva, canola, sésamo, maíz, soya, cártamo y nuez. Recuerde, los aceites tienen 5 gramos de grasa por cucharadita de té. Además, lea las etiquetas de productos como mayonesa, margarina, crema agria y alimentos procesados para saber el contenido de grasa.

¿Cómo puedo incrementar el contenido de ácidos grasos de mi leche?

Aunque la cantidad total de grasa y los tipos de ácidos grasos de la leche humana pueden variar de una mujer a otra, la leche humana contiene todos los ácidos grasos que un bebé sano nacido a término necesita. Existen ciertos ácidos grasos que no puede producir el organismo y que deben obtenerse de otras fuentes. Se trata de los ácidos grasos esenciales. Otros, como el caso de los ácidos grasos polisaturados, los produce el organismo pero también están presentes en los alimentos. Dos ácidos grasos polisaturados de cadena larga que desempeñan un papel importante en el desarrollo de las funciones de la vista y el cerebro son el ácido docosahexaenoico (DHA) y el ácido araquidónico (AA). Para asegurarse de que su leche contenga las cantidades adecuadas de DHA y AA, incluya en su dieta pescado rico en grasa (salmón, atún enlatado, sardinas, arenque y anchoas) y aceites vegetales (oliva, canola, maíz y cártamo).

¿Necesito limitar la cantidad de pescado de mi dieta?

El pescado es una fuente excelente de proteínas de alta calidad y es bajo en grasas saturadas. Pero casi todo el pescado contiene mercurio. ¡Coma pescados pequeños! Los peces grandes que se alimentan con peces pequeños (pez espada, caballa, lofolátilo, tiburón y atún) a menudo contienen altos niveles de mercurio y no debería comerlos más de una vez al mes.

El pescado de criaderos (especialmente el salmón) se alimenta normalmente con peces grandes que contienen altos niveles de PCB y otros productos químicos cancerígenos. Muchos productores de pescado de criadero están tratando de mejorar la calidad de la comida con que alimentan al pescado. Debido a que muy pocos pescados vienen etiquetados, es difícil saber qué pescado procede de criaderos o es natural. El pescado de criadero no debe comerse más de una o dos veces al mes.

Puede gozar de los beneficios de los mariscos, comiendo crustáceos (gambas, vieiras, cangrejos, calamar y langosta), pescado enlatado (sardinas, arenque y anchoas), o pescados del océano más pequeños (salmón salvaje, bacalao y lenguado).

¿Es cierto que algunos alimentos hacen que un bebé se ponga quisquilloso?

De vez en cuando, es posible que algo de su dieta haga que su bebé se ponga quisquilloso. Los alimentos que con frecuencia son causa de esto incluyen los productos lácteos, los huevos y las nueces. Si tiene un historial clínico de enfermedades alérgicas o un bebé muy quisquilloso, le recomendamos que limite estos alimentos en su dieta.

Las cantidades pequeñas de cafeína (el equivalente a una o dos tazas de café normal al día) se consideran seguras para las madres que lactan y los bebés sanos nacidos a término. En cambio, las grandes cantidades de cafeína (el equivalente a cinco o más tazas de café normal al día) pueden causar que un bebé se sienta quisquilloso y que no duerma bien. Si tiene un bebé quisquilloso, le recomendamos que limite la ingestión de productos con cafeína como café, té y chocolate, y las bebidas gaseosas (vea la Tabla 1). La cantidad de cafeína presente en una taza de café o té depende del aparato que se use para prepararlo y de los ingredientes.

Tabla 1. Contenido de cafeína de bebidas y alimentos

BEBIDAS/ALIMENTOS	CAFEÍNA
Cafetera con filtro / 7 onzas de café	115–175 mg
Percolador / 7 onzas de café	80–135 mg
Café instantáneo / 7 onzas	65–100 mg
Té percolado / 7 onzas	40–60 mg
Té instantáneo / 7 onzas	30 mg
Té helado / 12 onzas	70 mg
Mountain Dew / 12 onzas	54 mg
Mello Yello / 12 onzas	53 mg
Coca-Cola / 12 onzas	46 mg
Diet Coke (Coca-Cola dietética) / 12 onzas	46 mg
Dr. Pepper / 12 onzas	40 mg
Pepsi-Cola / 12 onzas	38 mg
Diet Pepsi / 12 onzas	36 mg
Chocolate con leche / 1 onza	6 mg
Chocolate amargo / 1 onza	20 mg

¿Puedo usar endulzantes artificiales durante la lactancia?

Las cantidades pequeñas de endulzantes artificiales como la sacarina y el aspartame se consideran saludables. La sacarina es un cancerígeno débil. La ingestión diaria debería ser de 500 mg para los niños y 1,000 mg para los adultos. Una marca popular de endulzante artificial con sacarina tiene unos 14–20 mg por paquete.

El aspartame causa un incremento en el nivel de feniletonuria y no deberán usarlo las personas con fenilquetonuria (PK.U). No existen pruebas de que el aspartame perjudique a los bebés que lactan, pero sí se recomienda el uso moderado (no más de dos o cuatro porciones diarias) de endulzantes artificiales y bebidas con dichos endulzantes.

¿Puedo beber alcohol durante la lactancia?

Beber cantidades pequeñas de alcohol (8 onzas de vino, 24 onzas de cerveza o 2 onzas y 1/2 de licores, como whisky, ron, vodka o ginebra) no más de una vez a la semana, se considera seguro. Sin embargo, el alcohol puede cambiar el sabor de su leche, reducir sus sesiones de lactancia, disminuir su suministro de leche y limitar el aumento de peso de su bebé. El consumo diario de alcohol, incluso en cantidades pequeñas, puede afectar al desarrollo motriz de su bebé y la capacidad de usted para cuidarlo bien. A fin de limitar los efectos del alcohol para usted y su bebé, no tome más de 1 ó 2 bebidas a la semana y trate de no lactar por lo menos hasta 2 horas después de haber bebido.

¿Puedo fumar durante la lactancia?

Fumar afecta a la madre y al bebé que lactan de varias formas. Reduce el nivel nutritivo de la madre, el metabolismo pierde vitamina B, altera el equilibrio de zinc en el organismo y baja los niveles de vitamina C y ácido fólico. Fumar causa una disminución de los niveles de prolactina y oxitocina, disminuye el contenido graso de la leche y reduce su producción, lo que conduce a un destete temprano. Debido a que las ventajas de la lactancia son mayores que los riesgos que implica fumar, igualmente se estimula a las madres fumadoras a que lacten. Sin embargo, para limitar los efectos del humo en su bebé, no fume más de 5 cigarrillos al día y no lo haga en la casa, en el automóvil o cerca de su bebé.

¿Cómo puedo mejorar mi dieta para producir leche con la máxima calidad posible?

■ Coma la cantidad recomendada de porciones (vea la Tabla 2).

■ Coma pescado (especialmente pescado de aguas frías, como el salmón) 2 ó 3 veces a la semana. Si come pescado con un alto contenido de mercurio (como pez espada) limite su consumo a una sola vez al mes.

■ Tome productos lácteos sin grasa y una variedad de aceites.

■ Coma un mínimo de 1,800 calorías diarias.

■ Seleccione alimentos que suministren una considerable cantidad de sustancias nutritivas (vea la Tabla 3).

Tabla 2. Dieta de lactancia recomendada

GRUPO ALIMENTARIO	CANTIDAD DE PORCIONES	EJEMPLOS DE UNA PORCIÓN
CEREALES, PAN, ARROZ, PASTA Los productos de grano entero o integrales son los mejores	6–11	1 rebanada de pan $1/2$ panecillo, *muffin, biscuit* 1 tortilla $1/2$ taza de cereal caliente 1 taza de cereal instantáneo $1/2$ taza de arroz, fideos chinos, pasta
FRUTAS Las frutas con mucha fibra son las mejores	2–4	$3/4$ de taza de jugo de frutas 1 naranja, manzana, banana o pera mediana $1/2$ toronja $1/2$ taza de fruta en trozos, cocida o en lata $1/2$ taza de bayas (fresas, frambuesas) 1 rodaja de melón $1/4$ de taza de fruta deshidratada
VERDURAS Las verduras con mucha fibra son las mejores	3–5	$3/4$ de taza de jugo vegetal $1/2$ taza de verduras cocidas, como el brócoli, habichuelas tiernas, guisantes, hojas tiernas del nabo blanco, coliflor $1/2$ taza de verdura cruda cortada en trozos 1 taza de verduras de hoja, como espinaca, lechuga y endibia
CARNE, AVES, PESCADO, HUEVOS, FRIJOLES, NUECES, SEMILLAS	3	2–3 onzas de carne magra, pollo, pescado $1/2$ taza de atún en lata 1 huevo $1/2$ taza de frijoles cocidos 2 cucharadas de mantequilla de cacahuete $1/2$ taza de tofu $2 1/2$ onzas de hamburguesa de soya $1/3$ de taza de nueces o semillas
LECHE/PRODUCTOS LÁCTEOS	3–4	1 taza de leche 1 taza de yogur $1 1/2$ tazas de requesón $1 1/2$ onzas de queso natural 2 onzas de queso procesado como el Americano $1 1/2$ tazas de helado
GRASAS Y ACEITES	Pequeñas cantidades	1 cucharadita de té de mantequilla, mayonesa o aceite 1 cucharada de aliño 1 cucharada de crema agria

Tabla 3. Alimentos que contienen importantes sustancias nutritivas

ÁCIDO FÓLICO	CALCIO	VITAMINA C
verduras de hoja ejotes (*green beans*) frijoles, guisantes y lentejas cereales fortificados frutas	leche yogur queso sardinas/salmón con espinas verduras de hojas verde oscuro frijoles y guisantes jugo de naranja fortificado tofu fortificado tortillas fortificadas	frutas cítricas y jugos jugos fortificados fresas brócoli col papas pimientos verdes
ZINC	VITAMINA A	VITAMINA B
carne de res ave pescado huevos cerdo cereales fortificados yogur frijoles, guisantes y lentejas semillas	verduras de hojas verde oscuro naranjas/verduras amarillas hígado yema de huevo queso leche mantequilla	bananas sandía carne papas batatas (camotes) nueces/semillas cereales fortificados

7 Especialmente para los padres

Convirtiéndonos en familia

Las familias vienen en toda clase de formas y tamaños—abuelos, padres, madres, hermanos, hermanas, novios, novias y amigos íntimos. Usted puede tener una familia de dos, tres, cuatro o más personas. Sea cual sea el tipo de familia que tenga, la llegada de un nuevo bebé desencadena una serie de nuevas emociones. Formar una familia es algo que requiere tiempo y paciencia. Intente relajarse y disfrute de cada momento, ya que se trata de una experiencia extraordinaria.

Las ventajas de la lactancia repercuten en todos los que forman parte importante de la vida de su bebé. Un bebé que lacta, acurrucado y satisfecho contra su seno, inspira confianza en su capacidad de cuidarlo. Alimentarlo por la noche es sencillo, cuando no hay que mezclar la fórmula, medirla o calentarla. Además, los bebés que lactan son portátiles, buena noticia para los padres activos.

Aprender a lactar

Aunque fabricar leche es natural, la lactancia es una técnica que debe aprenderse. A veces, la madre y el bebé saben exactamente qué hacer, pero normalmente necesitan aprenderlo. Aprender todo lo que pueda durante el embarazo le facilitará las cosas después de que nazca su bebé. Este libro responderá a la mayor parte de sus preguntas, de modo que le recomendamos que lo lea atentamente y lo tenga a mano.

Estimule a su pareja a que practique la lactancia tan a menudo como ella pueda mientras está en el hospital. Tenga previsto pasar la noche en el hospital con ella si hay espacio suficiente. Permanezca junto a su bebé tanto como sea posible y haga tantas preguntas como se le ocurran. Observe como las enfermeras y los consejeros de lactancia ayudan a su pareja con la lactancia y pídales que le enseñen cómo ser de ayuda.

Recuerde que las madres y los bebés necesitan lactar con frecuencia y descansar a menudo, de modo que recomendamos que limite el número de visitas y su duración. Aproveche el tiempo que están juntos para llegar a conocerse. Luego habrá tiempo de sobra para dedicarlo a los parientes y amigos.

Aceptar ayuda en las tareas del hogar

Acepte toda la ayuda que pueda de las personas que estén dispuestas a cocinar, limpiar, lavar la ropa, comprar comida o cuidar a su pareja. Rechace todas las ofertas de ayuda de las personas que solamente estén interesadas en cuidar a su bebé. Si quiere confiar en su capacidad de cuidar de su bebé, usted y su pareja necesitan poner en práctica sus conocimientos. La abuela ya sabe cómo cuidar bebés—ahora es el momento de que usted y su pareja aprendan. Pero asegúrese de decirle a la abuela lo mucho que aprecian su ayuda mientras aprenden a ser padres de su nieto.

¡Conociendo a su bebé!

La lactancia es una parte importante de la función de los padres, pero de igual importancia son el tiempo que se pasa con su bebé y los momentos tan especiales que comparten (Figura 21). Encuentre algo que hacer con su bebé que ambos disfruten y conviértalo en rutina. Pasear, chapotear en la bañera, escuchar música, jugar o simplemente mirar TV o leer el periódico son formas en las que usted y su bebé comparten tiempo juntos y se conocen mutuamente.

Regresando a la "normalidad"

Muchos padres preguntan "¿Cuándo volverán las cosas a la normalidad?" ¡La verdad es que nunca! Su idea de normal deberá cambiar. Tendrá que ajustar sus prioridades y establecer objetivos en su vida que incluyan a otra persona. Es posible que al principio no haya espacio para sus necesidades individuales. Sin embargo, a medida que aprende a ser padre, recuerde que tiene que ser un amigo y un amante de su pareja.

A pesar de todos sus esfuerzos, habrá momentos en los que las cosas no irán bien. Prepárese para el día en que llegue a casa de trabajar y encuentre a su pareja todavía en camisón de dormir. Tanto ella como el bebé están llorando, hay que lavar la ropa y la cena no está preparada. ¡Es posible que usted también haya tenido un mal día! En vez de enojarse, ponga la ropa en la lavadora, pasee al bebé (será un relajo para todos), pida una pizza a domicilio y recomiende a su pareja que prepare una taza de té y tome un

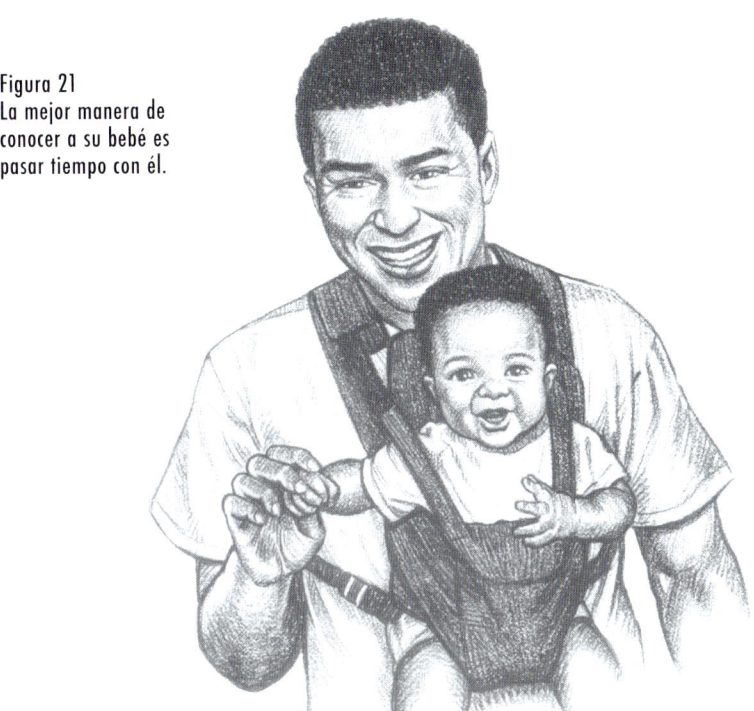

Figura 21
La mejor manera de conocer a su bebé es pasar tiempo con él.

baño caliente. Su pareja le agradecerá sus muestras de compresión y ambos evitarán una discusión de la que más tarde se arrepentirán.

Dando ánimos y ayuda

En el Capítulo 1, "Ventajas de la lactancia," usted aprendió que la lactancia es buena para los bebés, las madres y los padres. (¡Si todavía no ha leído el Capítulo 1, todavía está a tiempo!) Las madres son 10 veces más propensas a lactar si cuentan con el apoyo de su pareja.

¿Entonces, cómo es que todos los padres no animan a su pareja a que lacte? La verdad es que la mayoría de los padres sí apoyan la lactancia—al principio. Pero este temprano apoyo a la lactancia no dura mucho. Si usted sabe cómo se sienten otros padres, es posible que pueda controlar mejor sus sentimientos. He aquí algunos de los comentarios que suelen hacer los padres.

"Me siento desalentado. Ni siquiera puedo tranquilizar al bebé".

"No me di cuenta de lo mucho que iba a echar de menos los días tranquilos y sin niños".

"A veces me enojo con el bebé por haber cambiado nuestras vidas".

"A veces me enojo con mi pareja porque pasa mucho tiempo con el bebé".

Tal vez secretamente esperaba que su pareja elegiría el biberón o que sólo lactaría por un período corto.

Tal vez le avergüenza y se siente incómodo cuando su pareja lacta frente a parientes y amigos.

Tal vez le preocupa que la lactancia toma demasiado tiempo.

Lo cierto es que ser padres toma tiempo y energía, alimente como alimente a su bebé.

Control de sentimientos negativos

¿Cómo se pueden controlar los sentimientos negativos que surgen? Empiece por darse cuenta de que los padres desempeñan un papel más importante que cualquier otra persona, no solamente en la decisión de lactar de la madre, sino también en su decisión de seguir lactando. Cuando a un grupo de madres se les pidió que nombrarán el factor que más influyó en su decisión de lactar, 9 de cada 10 madres respondieron que siguieron la preferencia de su pareja. Esto lo califica de persona muy importante, se dé cuenta o no. Si se siente cómodo hablando de sus sentimientos con otros padres, le sorprenderá descubrir que muchos comparten sus mismos sentimientos. Ser padres es todo un aprendizaje, tanto para las madres como para los padres y los bebés.

Aunque es posible que la lactancia tome más tiempo del que esperaba, es la mejor decisión para su pareja, su bebé y usted. A los padres ansiosos de alimentar a sus bebés, les ayudará recordar que el tiempo de lactancia exclusiva sólo es de 6 meses (menos que una temporada de fútbol americano) y que cuando llega el momento, los padres pueden ser los primeros en ofrecer alimentos sólidos. Incluso antes de los 6 meses, usted puede ofrecerse para extraer (bombear) la leche materna y ponerla en una taza o biberón, dependiendo de la edad de su bebé y de su destreza. Si usted ofrece una taza o biberón demasiado pronto, puede confundir a su bebé, de modo que espere a que esté lactando bien (de 4 a 6 semanas como mínimo después del nacimiento).

Ser padres no es cosa fácil, relájese y disfrute del tiempo que compartirán juntos. Ser padres de un bebé que lacta es un gozo especial y los beneficios de la lactancia duran toda la vida.

Recuerde lo que ha aprendido

La siguiente lista resume todas las formas en las que usted puede ayudar a que la lactancia sea la decisión correcta para usted y su pareja.

- Aprenda tanto como pueda durante el embarazo acerca de las ventajas de lactar y los riesgos de no lactar.

- Asista a las clases de lactancia, de parto y para padres.

- Hable con otros padres acerca de sus experiencias de lactancia. Comparta sus ideas y sentimientos y estimule a los demás para que compartan las suyas.

- Planifique las visitas prenatales para que usted también pueda estar presente. Preste atención a lo que dice el médico y haga preguntas. Conozca a su bebé antes de que nazca.

- Después de nacer su bebé, observe como otras personas ayudan con la lactancia y pídales que le enseñen.

- Limite las visitas y la duración de las mismas.

- Observe los primeros síntomas de que su bebé tiene hambre (chasquidos con la boca, movimientos de la mano a la boca, meneos, retorcerse) y llévelo adonde está su pareja para que lacte.

- Ayude a su pareja a colocar a su bebé sobre el seno. Use almohadones como soporte. Asegúrese de que su pareja esté cómoda y se sienta relajada.

- Tráigale a su pareja agua, jugo o un tentempié saludable para que coma mientras lacta.

- Haga compañía a su pareja mientras lacta. Hágale saber que quiere hacer que el bebé eructe y cambiarle los pañales.

- Dígale a su pareja lo buena que es como madre y el excelente trabajo que hace.

- Pídale a su pareja que haga una lista de las tareas del hogar que necesitan hacerse. Decida qué tareas puede llevar a cabo y pídale a su familia y amigos que ayuden con las demás.

- Prepare la cena. ¡O pidan cena de un restaurante!

- Ocúpese del bebé por períodos cortos cada día para que su pareja pueda dormir la siesta, bañarse, leer o simplemente relajarse. Aproveche este tiempo para conocer mejor a su bebé.

- Planifique tiempo para pasarlo a solas con su pareja. Pídale a alguien de confianza que cuide de su bebé. Comunique a su pareja que sigue siendo una parte importante de su vida.

- Converse con su pareja acerca de cómo se siente usted y cómo se siente ella.

- No pierda el sentido del humor—¡la risa es el mejor medicamento!

- Si su pareja vuelve al trabajo fuera de casa, vayan juntos a comprar una bomba sacaleche y recipientes para guardar la leche. Conversen las formas en las que usted puede facilitar el regreso al trabajo. Vea el Capítulo 16, "Combinar la lactancia y el trabajo", para recibir más consejos.

Los bebés lo cambian todo. Cambian su vida de arriba a abajo. Usted nunca será la persona que era antes. Ahora será un padre. Un día su bebé sabrá la suerte que tiene de tener un padre como usted. Y a través de su ayuda a la lactancia, usted habrá ofrecido a su bebé el mejor comienzo.

8 Solución de posibles problemas

Cuanto más aprenda acerca de la lactancia, menos problemática será. Es mejor prevenir que curar. Pero a veces, a pesar de nuestros mejores esfuerzos, hay problemas. Si sabe qué síntomas debe observar, se dará cuenta de los problemas antes y podrá empezar un tratamiento inmediatamente.

Retención de leche

Indicios

Casi todas las mujeres experimentan retención de leche durante los primeros 2 ó 3 días después de dar a luz. No hay que confundir la retención normal con la ingurgitación. Los senos con ingurgitación se hinchan, se endurecen y duelen; la piel se pone roja, brillante y caliente. La temperatura del cuerpo puede aumentar ligeramente (menos de 100°F ó 37.7°C).

Causas

Después de nacer su bebé, su sangre transporta fluido y una serie de sustancias nutritivas a los senos para poder producir leche que satisfaga las necesidades de su bebé. Este fluido adicional causa que los senos se hinchen. Las lactancias o extracciones de leche frecuentes reducen la hinchazón y ablandan los senos. Si las lactancias son infrecuentes, se retrasan o se saltean, los senos se llenan de este fluido que se acumula en el tejido del mismo y causa la ingurgitación mamaria.

Tratamiento recomendado

- Coloque paquetes fríos sobre sus senos para reducir la hinchazón. Las bolsas de guisantes congelados envueltas en un paño mojado funcionan bien. Algunas mujeres usan hojas de col crudas y frías sobre los senos después de cada lactancia para aliviar la tirantez. La razón de que las hojas de col alivien la retención de leche, es algo que no está claro. Es posible que exista una sustancia en las hojas que reduce la hinchazón o es posible que se deba a la temperatura fría de estas hojas. Enjuague las hojas con agua fría antes de usarlas. Coloque las hojas sobre los senos con los pezones expuestos hasta que las hojas se marchiten. Aplique hojas frescas solamente hasta que disminuya la hinchazón.

■ Exprima con la mano o bombee una pequeña cantidad de leche o calostro. Esto hará que se ablanden sus senos y que sea más fácil para su bebé prenderse correctamente (vea "Extracción manual", p. 141). Si los senos gotean libremente, tome una ducha o baño caliente, o bien sumerja los senos en un recipiente con agua caliente para que sea más fácil extraer la leche. Es importante recordar que el calor hace que aumente la hinchazón, por lo tanto no use calor a menos que sus senos goteen libremente.

■ Lacte cada 1 a 3 horas durante el día y cada 2 a 3 por la noche. Para aumentar el flujo de la leche, masajee el seno de forma circular mientras su bebé está lactando, con la parte plana de sus dedos (Figura 22). Si sus senos todavía están llenos y firmes después de lactar, exprímalos con la mano o bombéelos para aliviar esa sensación.

Figura 22
Masajee su seno para fomentar el flujo de la leche y aliviar la retención.

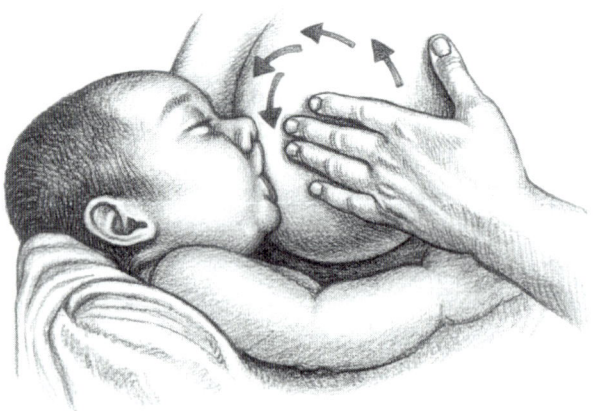

- Lleve puesto un sostén para su comodidad y soporte. Evite usar sostenes demasiado apretados y que se atasquen, porque es más difícil que se alivie la dureza y que se ablanden los senos. Evite usar los sostenes con varillas. Si prefiere ponerse un sostén con varillas, quítese el sostén durante 1 ó 2 sesiones de lactancia diarias diurnas y nocturnas.

Para evitar la retención de leche

- Comience a lactar tan pronto como sea posible después de dar a luz.

- Lacte cada 1 a 3 horas durante el día y cada 2 a 3 por la noche. No se saltee las lactancias nocturnas.

- Lacte en el primer seno hasta que su bebé se sacie antes de ofrecerle el segundo. Si es necesario, exprima con la mano o bombee para aliviar la sensación de tirantez en el segundo seno.

- Ofrezca ambos senos en cada sesión de lactancia.

- Comience cada lactancia con el último seno que ofreció.

- Si pospone o se saltea una lactancia o su bebé no lacta bien, exprima con la mano o bombee sus senos para aliviar esta sensación.

- Evite el uso de agua o suplementos de fórmula.

Pezones doloridos

Indicios

Puede producirse dolor en el seno o pezón durante o entre lactancias. Los pezones tienen un color rosa, rojo o morado. Observe si hay una grieta en la base o en la parte superior del pezón. Si sale un líquido amarillento y espeso del área dañada puede ser señal de que hay una infección.

Causas

El dolor de pezón puede darse en cualquier momento, pero es más probable que ocurra durante la primera o segunda semana de lactancia. La sensación de dolor ocurre normalmente al principio de la sesión de lactancia, cuando su bebé se prende al seno y atrae el pezón y la areola hacia su boca. Si la posición de su bebé es correcta, el dolor sólo durará unos cuantos segundos. Si la posición de su bebé no es correcta, el dolor persistirá y el pezón podría dañarse o lesionarse. Otras causas de dolor en los pezones son: retención de leche, infecciones del seno, y mal uso de pezoneras, cremas para el seno o bombas sacaleche.

Tratamiento recomendado

■ Coloque correctamente su bebé sobre el seno (Figura 6, p. 11). Coloque a su bebé de lado o acurrúquelo debajo de su brazo, de forma que su cabeza y tórax estén frente a su seno. Use almohadones para apoyar a su bebé y para que esté a la misma altura que su seno. Póngase cómoda y relájese. Atraiga a su bebé hacia usted. Cosquillee su nariz o sus labios con el pezón hasta que abra bien la boca. Coloque el labio inferior de su bebé contra su seno y rápida pero cuidadosamente coloque el bebé en el seno. No deje que lo mordisquee poco a poco. Su lengua debería estar sobre su encía inferior, entre su labio inferior y el seno. Sus labios deberían sobresalir como los de un pez y aplastarse contra el seno. Su barbilla debería estar firmemente apretada contra el seno. Su nariz y sus mejillas deben tocar suavemente el seno.

■ Si es necesario, exprima una pequeña cantidad de leche o calostro para ablandar el seno antes de dejar que su bebé se prenda.

■ Empiece con el seno menos dolorido. Cuando se produzca el reflejo de bajada y la leche comience a salir, pase a su bebé al seno que le duele y lacte sólo lo suficiente para aliviar la tirantez y ablandar el seno. Si le duelen ambos senos, utilice un paño caliente y húmedo y empiece a masajearlos para que comience la bajada de leche antes de poner a su bebé en el seno.

■ Si es necesario, limite el tiempo de lactancia en el seno dolorido y lacte más a menudo, cada 1 ó 2 horas. Extraiga leche manualmente para aliviar la retención.

■ Sujete a su bebé cerca suyo para prevenir los tirones innecesarios del seno. No se olvide de interrumpir la succión antes de separar a su bebé del seno.

■ Después de cada lactancia, ponga una pequeña cantidad de calostro o leche materna en la areola y pezón de cada seno (Figura 23).

■ Lave sus senos y pezones una vez al día con un jabón suave antibacteriano y agua. No lave los pezones antes de cada lactancia. Incluso el agua, cuando se usa con frecuencia, seca la piel.

■ Evite el uso de cremas, lociones y aceites. Si sus pezones se agrietan o sangran, consulte con su médico, consejero de lactancia o enfermera antes de poner nada sobre los pezones lesionados. Es posible que su médico sugiera que use una pequeña cantidad de lanolina modificada,

Figura 23
Lubrique la areola el pezón con unas
cuantas gotas de leche materna después de
cada lactancia para aliviar la irritación.

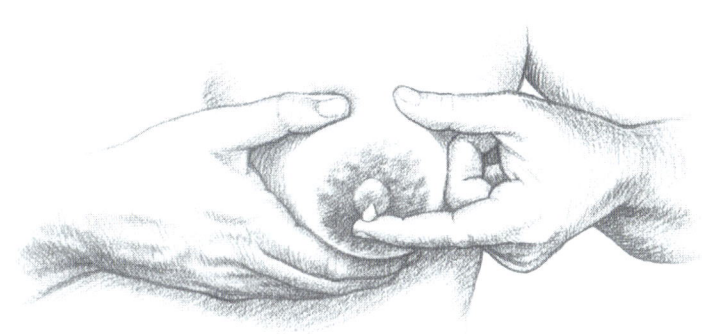

un paño de gel de glicerina o un vendaje de hidrogel sobre el área
afectada después de cada lactancia, a fin de aliviar el dolor y ayudar a
que se cure.

- La lanolina modificada, Lansinoh, es una forma purificada de lanolina.
  Contiene menos residuo de pesticidas y alcohol de lanolina libre que
  otros productos de lanolina.

- Los paños de gel de glicerina, Soothies, contienen glicerina y agua. Los
  paños de gel de glicerina permanecen húmedos pero se llenan de líquido.
  Si un paño se pone grueso y esponjoso, reemplácelo por uno nuevo.
  Quite el paño antes de cada lactancia y después vuelva a colocarlo.

- Los vendajes de Hidrogel son 96 por ciento agua y vienen en hojas
  enteras que pueden cortarse a la medida que necesita para cubrir el área
  afectada. Estos vendajes se secan con el tiempo, de modo que deberá
  reemplazarlos cada 1 a 3 días, conforme sea necesario. Quite el vendaje
  antes de cada lactancia y vuelva a colocarlo después.

■ Aunque haya dolor, grietas o sangre, puede seguir lactando. Pero si la lactancia resulta demasiado dolorosa, puede dejar de lactar durante 24 horas y dejar que el pezón o los pezones se curen. Durante ese periodo de tiempo tendrá que exprimir o bombear para aliviar la tirantez. Si solamente le duele un seno, siga lactando con el otro. Si le duelen ambos senos, alimente a su bebé con la leche materna que ha exprimido.

■ Si sale un líquido amarillento y espeso del área dañada, puede ser señal de infección y es posible que necesite un antibiótico. Llame a su médico para que le aconseje.

■ Puede producirse una infección del seno (*mastitis*) cuando la bacteria penetra en el seno a través de una grieta de la piel. Los síntomas de infección incluyen debilidad, náuseas, dolor, escalofríos y fiebre (superior a los 101°F ó 38.4°C). Le recetarán probablemente un medicamento (antibiótico). Si los indicios de mastitis perduran, llame a su médico inmediatamente. Vea "Mastitis (Infección del seno)", p. 61.

■ Si es necesario, tome acetaminofeno o ibuprofeno para calmar el dolor y aliviar la hinchazón.

Para prevenir el dolor de pezones

■ Coloque correctamente a su bebé en el seno. De ser necesario, exprima o bombee sus senos para que no se sientan tan llenos.

■ Lacte en el primer seno hasta que su bebé se sacie antes de ofrecerle el segundo.

■ Comience cada lactancia con el último seno que ofreció.

■ Lacte cada 1 a 3 horas durante el día y cada 2 a 3 por la noche. Si se posponen o se saltean lactancias, exprima a mano o bombee para aliviar la tirantez.

■ Use las posiciones de lactancia que sean más cómodas para usted y su bebé (Figura 14, p. 23).

■ Interrumpa la succión antes de separar a su bebé del seno (Figura 17, p. 27).

Ampollas

Indicios

Una serie de burbujas transparentes o sanguinolentas debajo de la piel.

Causas

Se pueden formar ampollas en el pezón o la areola del seno. Se producen por fricción o presión contra la piel mientras lacta su bebé. Están llenas normalmente de un líquido transparente, pero también pueden estar llenas de sangre. Aunque el líquido puede afectar el sabor de la leche, no puede perjudicar a su bebé. Ya que el líquido de las ampollas protege la nueva piel que se encuentra debajo, no se recomienda reventarlas o vaciarlas. Déjelas en paz y cicatrizarán.

Tratamiento recomendado

■ Para ablandar la ampolla y evitar que se rompa, aplique agua caliente sobre el área con ampollas antes de cada lactancia, por medio de una toalla o un paño.

■ Coloque correctamente su bebé en el seno (Figura 6, p. 11).

■ Evite posiciones de lactancia que ejerzan presión sobre el área con ampollas.

■ Si es necesario, comience cada sesión de lactancia con el seno que no tiene ampollas. Cuando se produzca la bajada de la leche y ésta empiece a gotear, cambie al seno que tiene la ampolla.

■ Si es necesario, limite el tiempo de cada sesión de lactancia en el seno que tiene la ampolla y lacte más a menudo, cada 1 ó 2 horas.

Para prevenir ampollas

■ Coloque su bebé correctamente sobre el seno (Figura 6, p. 11).

■ Use dos o tres posiciones de lactancia distintas cada día (Figura 14, p. 23).

■ Sujete a su bebé cerca de usted. De esta forma evitará los tirones innecesarios del seno.

■ Ofrezca ambos senos en cada sesión de lactancia. No se preocupe si su bebé parece satisfecho con un solo seno. Si es necesario, exprima con la mano o bombee para aliviar la sensación de tirantez en el segundo seno.

■ Comience cada lactancia con el último seno que ofreció.

Conductos lácteos taponados

Indicios

Indicios de conductos lácteos o lactíferos taponados son enrojecimiento, dolor en el área o un pequeño bulto en el seno. Es posible que el área o bulto duela o no.

Causas

Estos estrechos tubos (conductos) lácteos transportan leche desde los alvéolos hasta los senos lactíferos. Si se posponen o se saltean las lactancias o si su bebé no lacta bien, la leche puede acumularse en los conductos y formarse un tapón o pequeño bulto (Figura 24).

Tratamiento recomendado

■ Aplique agua caliente en el área taponada antes de cada lactancia.

■ Lacte más a menudo durante el día.

■ Comience cada sesión de lactancia en el seno taponado.

■ Ajuste la posición de la boca de su bebé en el seno para que la nariz del bebé apunte hacia el área taponada.

■ Masajee el área taponada mientras su bebé se alimenta (Figura 22, p.54).

■ Exprima a mano o bombee el seno después de cada lactancia para que desaparezca el taponamiento y se alivie la sensación de tirantez.

■ Elija una posición de lactancia que alivie esa sensación en el área afectada.

■ Si el bulto no se disuelve en 2 ó 3 días, avise a su médico.

Para evitar el taponamiento de los conductos lácteos

■ Coloque correctamente a su bebé en el seno.

■ Use dos o tres posiciones de lactancia diferentes.

■ No posponga ni saltee lactancias.

■ Si es necesario, bombee o exprima el seno con la mano para aliviar la sensación de tirantez.

■ Evite sostenes que sean demasiado apretados o que se atasquen demasiado para que se alivie la tirantez de todo el seno.

Figura 24
Si se posponen o saltean las lactancias o
si su bebé no lacta bien, la leche puede
acumularse en los conductos y formarse un
tapón o pequeño bulto.

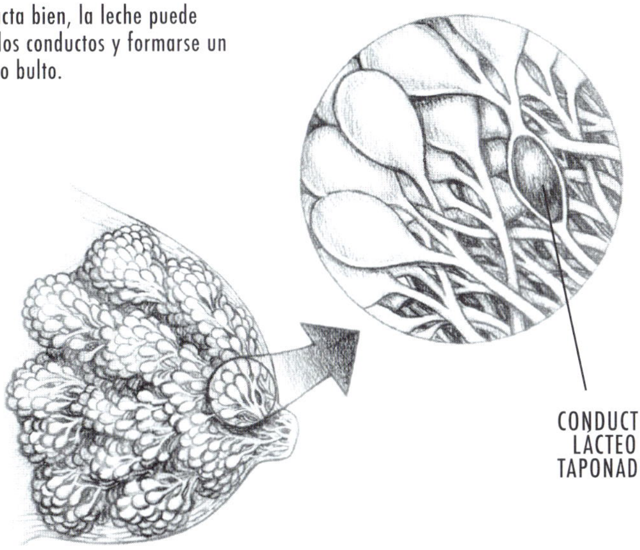

CONDUCTO
LACTEO
TAPONADO

Infección en el seno (mastitis)

Indicios

Existen dos tipos de mastitis, infecciosa y no infecciosa. Los síntomas suelen aparecer rápidamente e incluyen debilidad, jaqueca, náuseas, dolor, escalofríos y fiebre (superior a 101°F ó 38.4°C). Parte del seno puede aparecer enrojecido, caliente o dolorido.

Causas

La infección de seno la causan normalmente bacterias que penetran al mismo a través de una abertura en el pezón o grieta en la piel. Los factores que incrementan el riesgo de este tipo de infección son pezones agrietados, conductos taponados, lactancias infrecuentes o irregulares, extracciones de leche, sostenes demasiado ajustados, enfermedades, fatiga y tensión nerviosa.

Tratamiento recomendado

■ Llame a su médico. Le recetará seguramente un medicamento (antibiótico). Aunque es posible que sus síntomas mejoren después de 24 a 48 horas, siga tomando el medicamento hasta terminarlo (normalmente unos 14 días).

■ Aplique agua caliente en el área infectada antes de cada lactancia para ayudar a que baje la leche y calmar el dolor. También se pueden aplicar paños mojados con agua caliente, tomar una ducha o un baño caliente o bien sumergir los senos en una jofaina con agua caliente.

■ Siga lactando con frecuencia en ambos senos. La infección no perjudicará a su bebé. Lacte cada 1 a 3 horas durante el día y cada 2 a 3 por la noche.

■ Comience lactando con el seno no infectado hasta que se produzca el reflejo de la bajada de leche y entonces cambie al seno infectado. Lacte solamente cuando la hinchazón haya mejorado y se ablande el seno. Si es necesario, exprima a mano o bombee para ablandar el seno y aliviar la tirantez.

■ Si lo desea, puede aplicar bolsas frías después de cada lactancia para aliviar el dolor y reducir la hinchazón. También puede usar bolsas de guisantes congelados envueltas en un paño frío.

■ Beba suficiente líquido para saciar la sed. El agua y los jugos de frutas sin azúcar son lo mejor.

■ Tome acetaminofeno o ibuprofeno para el dolor y la hinchazón.

■ Descanse mucho. Ahorre tiempo y energía manteniendo a su bebé cerca suyo.

Para prevenir la mastitis

■ Coloque correctamente a su bebé sobre el seno (Figura 6, p. 11).

■ Si pospone o se saltea una lactancia, o si su bebé no lacta bien, exprima a mano o bombee para que se ablanden los senos y se alivie la tirantez.

■ Use dos o tres posiciones de lactancia diferentes cada día (Figura 14, p. 23). Con esto ayudará a aliviar la tirantez en todas las partes del seno.

■ No posponga ni saltee lactancias.

■ Evite sostenes que sean demasiado apretados o que se atasquen para que se alivie la tirantez de todo el seno.

■ Destete paulatinamente. Exprima a mano o bombee para ablandar el seno y aliviar la tirantez.

Infección por hongos (cándidas, afta)

Indicios

Bebé: Su bebé puede contraer esta infección durante el parto (a través de la vagina) o durante la lactancia. Los indicios de esta infección aparecen con frecuencia entre 2 y 4 semanas después de dar a luz y se caracterizan por la aparición de placas blancas en la boca (aftas) y una erupción en el área de los pañales.

Madre: La madre puede contraer la infección durante la lactancia. Los síntomas de infección son pezones rojos o morados, areolas brillantes y punzadas dolorosas o sensación de quemazón en el seno. Con frecuencia, los senos tienen un aspecto normal y el dolor agudo es el único síntoma. Algunas mujeres también tienen un flujo blanco y espeso con enrojecimiento, picor y quemazón en el canal del parto (*vagina*).

Padre o pareja sexual: Las cándidas se pueden contagiar fácilmente de un miembro de la familia a través del contacto íntimo. Su pareja puede infectarse durante el sexo. Indicios de esta infección son una erupción roja de la piel en el pene o en la piel circundante y plaquetas en la boca.

Causas

La candidiasis es una infección de la piel producida por un hongo parecido a la levadura que crece en lugares oscuros y húmedos. Puede localizarse en el canal del parto, el pezón y el seno de la madre, así como en la boca y el área de los pañales del bebé. Las cándidas no presentan síntomas a menos que haya un exceso. Normalmente este hongo se encuentra en el canal de parto de la mayoría de las mujeres y por lo tanto los bebés pueden contagiarse durante el nacimiento. Aunque raramente es una infección grave, a veces puede ser dolorosa. En algunos casos, el bebé se niega a lactar.

Tratamiento recomendado

■ Tanto usted como su bebé necesitan recibir tratamiento, incluso si solamente uno de ustedes presenta síntomas. Esto evitará que vuelva la infección. Es posible que tenga que llamar a su médico, así como al pediatra. Además, haga que se trate también su pareja o miembro de la familia (e.j., hermanos de su bebé) que presenten síntomas de infección.

Madre: Enjuague los senos con agua limpia después de cada lactancia. Puede que su doctor le recomiende un ungüento contra hongos como Nistatin (micostatin), Monistat (miconazole), Lotrimin (clotrimazola), o Bactroban (mupirocin). Ponga el ungüento en el pezón y la areola de ambos senos después de cada lactancia durante 14 días. Si el dolor es fuerte, su médico le recomendara un ungüento con esteroides además del unguento contra hongos. Ponga una pequeña cantidad del ungüento con esteroides sobre los pezones y areolas después de cada lactancia durante 1 a 3 días y frótela bien. No es necesario quitar los ungüentos antes de la lactancia.

Bebé: El pediatra puede recetarle un medicamento en forma líquida para la boca y uno en forma de ungüento para el trasero de su bebé. Empape un hisopillo de algodón con el líquido y úselo en la boca de su bebé (mejillas, encías y paladar) después de cada lactancia; utilice un hisopillo distinto para cada parte de la boca (Figura 25). Si vuelve a sumergir un hisopillo en el frasco del medicamento, puede transferir el hongo de la boca de su bebé al frasco. Si los síntomas de su bebé incluyen una alergia roja en el área del pañal, aplique un ungüento contra hongos cada vez que le cambie los pañales.

- Cambie con frecuencia los paños para el seno y los pañales. No utilice paños o almohadillas con forros de plástico.

- Hierva a diario todas las pezoneras de goma y los chupetes durante 20 minutos. Sustitúyalos por nuevos después de la primera y segunda semana de tratamiento.

- Lave los sostenes con agua caliente y jabonosa cada día y enjuáguelos bien. Hierva todas las partes de la bomba durante 20 minutos cada día.

- Lávese bien las manos antes de cada lactancia y después de cambiar los pañales.

- Utilice preservativos (condones) para tener relaciones sexuales. No deje que la boca de su pareja entre en contacto con sus senos.

- Si los síntomas de infección persisten después de transcurridos entre 5 y 7 días a partir del tratamiento, es posible que necesite otro tipo de medicamento. Su médico puede sugerir otro ungüento o recomendar una solución acuosa del 1 por ciento (basada en agua) de Violeta de Genciana. Aplique esta solución al pezón y la areola de ambos senos, así como al interior de la boca de su bebé (mejillas, encías, lengua y paladar) usando hisopillos limpios. Utilícela con moderación. Con un poco basta. La solución morada mancha la piel y la ropa, de modo que le recomendamos use un sostén y una camiseta viejos que pueda desechar. Aplique esta solución solamente una vez al día y no más de 3 días. La Violeta de Genciana puede irritar la boca de su bebé, de modo que consulte con su médico antes de usarla e interrumpa su tratamiento inmediatamente si aparece enrojecimiento o llagas.

■ Las infecciones resistentes que no responden a los ungüentos o soluciones se pueden tratar con pastillas o tabletas orales. El fluconazol está autorizado por la Oficina de Control de Alimentos y Medicamentos (FDA) de EE.UU. para uso en adultos y niños. Sin embargo, el Diflucan debe usarse solamente si los tratamientos tópicos (ungüentos y soluciones) son ineficaces. Converse en detalle las opciones de tratamiento con su médico y el pediatra. Además, le recomendamos que evite comidas que facilitan el crecimiento del hongo, tales como alcohol, azúcar, productos lácteos, trigo, nueces, mantequilla de cacahuete y jugos de frutas.

Para prevenir infecciones de hongos

■ Lávese bien las manos antes de cada lactancia y después de cambiar los pañales. Quítese las uñas postizas donde pueden crecer los hongos.

■ Cambie con frecuencia los paños para el seno y los pañales. No utilice paños o almohadillas con forros de plástico.

■ Evite el uso diario de cremas y lociones. Mantienen la piel húmeda pero también fomentan el crecimiento de hongos o bacterias.

■ Mantenga sus pezones sin cubrir tanto como sea posible. Puede abrir las alas del sostén de maternidad o bien quitárselo algunas horas durante el día y la noche.

Figura 25
Use un hisopillo limpio para cada parte de la boca de su bebé (paladar, mejillas, lengua, encías) para el tratamiento de aftas.

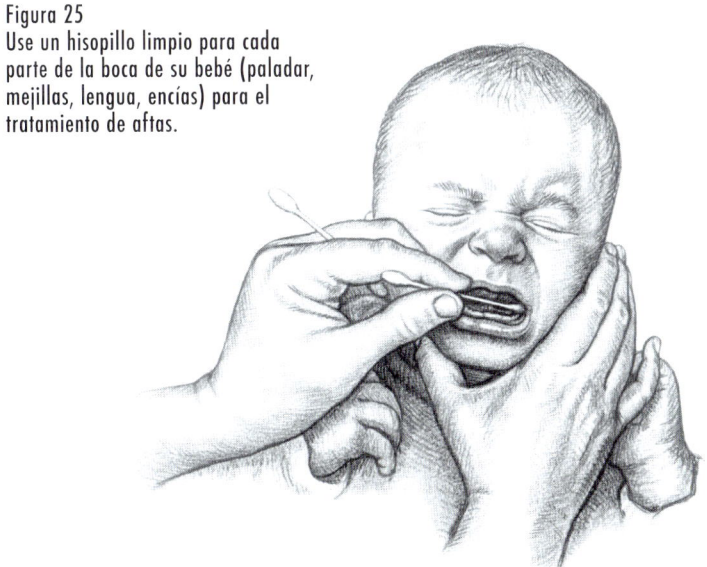

Goeto

Indicios

Es posible que sienta un cosquilleo inmediatamente antes de que su leche empiece a gotear o a salir. O es posible que vea una mancha de humedad en su ropa.

Causas

El goteo lo causa el reflejo de bajada de la leche. Cuando su bebé lacta, con frecuencia la leche gotea o sale del otro seno. El goteo también puede darse entre sesiones de lactancia. Aunque el goteo es normal, no todas las madres lo tienen. El goteo se da con más frecuencia durante las primeras semanas, cuando el horario de lactancia de su bebé cambia constantemente. Una vez que su bebé tenga un horario de lactancia establecido (aproximadamente a las 6 a 12 semanas de edad), su suministro de leche variará menos cada día y disminuirá el goteo. El goteo puede ocurrir cuando piensa en su bebé, cuando oye llorar a su bebé o a otro bebé, cuando pospone o saltea una lactancia y sus senos están demasiado llenos de leche o cuando está haciendo el amor y tiene un orgasmo (climax sexual). Incluso una ducha caliente puede causar esta bajada de la leche y por lo tanto el goteo.

Tratamiento recomendado

- Utilice paños de seno para proteger su ropa a corto plazo. Los paños de seno vienen en todas las formas y tamaños. Pueden ser desechables o reutilizables. Hasta puede hacerse sus propios paños con la tela de los pañales, tejido de algodón o pañuelos de hombre. Cambie los paños con frecuencia. No utilice paños con forros de plástico impermeables.

- Póngase ropa de colores claros y estampados pequeños que cubran mejor las manchas.

- Coloque una toalla de baño encima de la sábana de la cama. Con esto protegerá el colchón y mantendrá secas las sábanas.

- Tenga a mano otro camisón por si acaso.

- Lacte a su bebé antes de hacer el amor o de acostarse. Esto limitará la cantidad de leche en los senos y le dejará tiempo para tener relaciones sexuales o dormir ¡lo primero que suceda!

- Para controlar el goteo, apriete firmemente el pezón de cada seno con la palma de su mano o su muñeca o bien cruce los brazos firmemente sobre su seno/tórax. Es mejor limitar esta práctica durante las primeras semanas, ya que puede interferir con la bajada de la leche y hacer que disminuya la producción de la misma.

Para prevenir el goteo

El goteo le comunica que usted está produciendo leche. El goteo también ayuda a incrementar su confianza en su capacidad de lactar. Si trata de impedir el goteo, puede notar que el suministro de leche permanece bajo. ¡Por esta razón, tenga a mano los paños de leche y deje que los senos goteen, goteen y goteen!

9 Lactancia después de un parto con cesárea

La cesárea es una operación para extraer el feto del bebé por incisión de la pared abdominal de la madre. Aproximadamente entre el 20 y 30 por ciento de todos los partos son con cesárea. Los partos con cesárea casi nunca se programan y, como resultado, los padres experimentan sentimientos de enfado, alivio, frustración, felicidad y tristeza. Hable abiertamente de sus sentimientos con su médico, parientes o amigos. Es posible que le ayude hablarlo con otros padres que han tenido cesáreas no programadas. Aunque el parto con cesárea no afecta su capacidad de producir leche, el dolor y la debilidad harán que sea necesario que dependa de los demás para que l ayuden. Si usted o su bebé necesitan un cuidado especial, será posible demorar la lactancia.

En el hospital

■ Comience a lactar tan pronto como sea posible después de dar a luz.

■ Si el comienzo de la lactancia se demora más de 24 a 48 horas, empiece a exprimir o a extraer su leche. El objetivo de la extracción de leche lo antes posible es que su organismo sepa que se necesitará mucha leche en cuestión de días. Vea el Capítulo 19, "Extracción y recolección de la leche humana," para más información sobre cómo extraer la leche. Las bombas sacaleche totalmente automáticas con un juego de doble almacenamiento que le permiten bombear ambos senos a la misma vez. Estas son las mejores (Figura 26).

■ Elija una posición cómoda para la lactancia (Figura 14, p. 23). Use almohadas adicionales para proteger la incisión y ofrecer soporte.

■ Coloque a su bebé correctamente sobre el seno (vea la Figura 6, p. 11). Es posible que necesite ayuda con la posición para girar y hacer que eructe el bebé (los bebés nacidos por cesárea a menudo tienen más mocos).

- Lacte siempre que su bebé parezca quisquilloso o hambriento (aproximadamente de 8 a 12 veces cada 24 horas). Calcule que lactará cada 1 a 3 horas durante el día y cada 2 a 3 horas por la noche. Lacte en el primer seno hasta que su bebé se sacie, antes de ofrecerle el segundo.

- Incremente la cantidad de proteínas (carne, pescado, leche, huevos, tofu) y fibra (granos enteros, verduras crudas) de su dieta.

- Beba para saciar la sed. Los líquidos calientes harán que se activen su vejiga y sus intestinos.

- Haga frecuentes caminatas breves. El ejercicio moderado incrementa la actividad intestinal y le ayuda a recuperar sus fuerzas.

- Descanse mucho. Si es necesario, limite las visitas y llamadas telefónicas.

- Es posible que tenga que tomar medicamentos para el dolor durante varios días. Su médico le recetará un medicamento que sea seguro para usted y para su bebé.

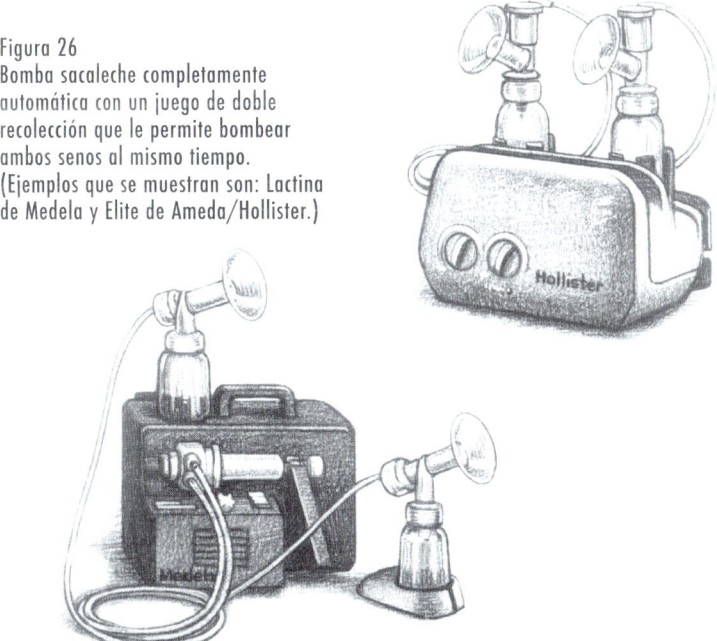

Figura 26
Bomba sacaleche completamente automática con un juego de doble recolección que le permite bombear ambos senos al mismo tiempo.
(Ejemplos que se muestran son: Lactina de Medela y Elite de Ameda/Hollister.)

En el hogar

■ Lacte siempre y cuando su bebé parezca quisquilloso o hambriento (aproximadamente de 8 a 12 veces cada 24 horas). Calcule que lactará cada 1 a 3 horas durante el día y cada 2 a 3 horas por la noche. Algunos bebés no piden de comer con suficiente frecuencia. Durante las primeras 2 a 4 semanas, si su bebé no se despierta con frecuencia para lactar, es posible que tenga que prestar atención a indicios de que está hambriento o dormido. Indicios de que está hambriento puede ser producir chasquidos, chupar, retorcerse, toser o bostezar. Ofrézcale el seno cuando vea estos indicios.

■ Mantenga a su bebé en la misma habitación que usted para ahorrarse tiempo y energía.

■ Descanse mucho. Duerma la siesta mientras su bebé duerme.

■ Limite las actividades físicas. Evite levantar objetos pesados, hacer las tareas del hogar y el ejercicio vigoroso durante las primeras 4 a 6 semanas.

■ Para fomentar la cicatrización y una rápida recuperación, prosiga:

- con una dieta rica en proteínas y fibra

- bebiendo suficiente líquido para saciar la sed

- haciendo ejercicios suaves o ligeros

Cómo lactar a un bebé prematuro

El nacimiento de un diminuto bebé prematuro que nace semanas o meses antes del término es algo que asusta.

"¿A qué se debe?"

"¿Se debe a algo que hice?"

"¿A algo que no hice?"

"¿Sobrevivirá?"

"¿Será normal?"

"¿Cuánto tiempo deberá permanecer en el hospital?"

"¿Puedo acunarlo?"

"¿Cómo se alimentará si es demasiado pequeño para mamar?"

"¿Puedo lactar?"

Los bebés prematuros pueden lactar, incluso aquellos que necesitan una atención especial. La lactancia brinda a los padres la oportunidad de compartir la atención que necesita el bebé, de hacer algo que nadie más puede hacer, de ser padres de una forma especial. Si su bebé es demasiado pequeño o está demasiado débil para lactar al principio, igualmente se le puede alimentar con leche materna.

Aunque usted dé a luz prematuramente, su leche contiene la cantidad perfecta de sustancias nutritivas para satisfacer las necesidades de su bebé. Además, la leche humana contiene células especiales que protegen al bebé contra infecciones, algo muy común en los bebés prematuros. La leche materna es fácil de digerir, lo que es importante en los bebés prematuros con sistemas digestivos inmaduros. Además, los estudios científicos demuestran que los bebés prematuros que se alimentan con leche humana por lo menos el primer mes, tienen un coeficiente intelectual más alto cuando tienen 7 u 8 años que los niños que se alimentan con fórmula.

Informe al pediatra y a las enfermeras acerca de sus planes de lactar. El personal del hospital le puede informar sobre la producción de leche materna, así como su extracción, recolección y almacenamiento. Además, pueden ponerle en contacto con otros padres que han lactado a bebés prematuros. Estos padres, junto con un equipo médico, pueden ayudarle a fijarse metas realistas y ofrecerle el apoyo que tanto necesita. A medida que mejora la salud de su bebé y que aumenta su propia confianza para cuidarlo, se alegrará de haber decidido lactar.

Incluso la lactancia de un bebé nacido a término y que goza de salud puede significar un reto, pero la lactancia de bebés prematuros puede ser a veces una tarea abrumadora. Si se desalienta, es posible que le ayude saber que los bebés prematuros se benefician aún más con la leche materna que los bebés nacidos a término.

Las primeras lactancias

Es posible que su bebé sea demasiado pequeño o que esté demasiado débil para lactar al principio, y que por lo tanto tenga que ser alimentado por medio de un líquido especial que pasa a través de un pequeño tubo o aguja y que se coloca en una de sus venas (alimentación *intravenosa*). A medida que mejora su salud, se le alimentará con leche materna a través de un pequeño tubo que pasa a través de su nariz y que va al estómago (alimentación *por sonda*).

Extracción de la leche

- Si su bebé es incapaz de lactar, empiece a extraer leche tan pronto como sea posible después de dar a luz. A menos que se sienta muy mal, es importante que empiece a bombear dentro de las primeras 24 a 48 horas. El objetivo de la extracción de leche lo antes posible es que su organismo sepa que se necesitará mucha leche en cuestión de días.

- Pídale a su enfermera una bomba sacaleche automática para usar mientras está en el hospital (Figura 27). Incluso si su bebé puede lactar, es conveniente usar una bomba automática operada con pilas o manual para incrementar su suministro de leche.

- El calostro o leche materna que usted extraiga puede guardarse y servir para alimentar a su bebé o congelarse para su uso posterior. Si su bebé necesita permanecer en el hospital por varios días o semanas, usted

Figura 27
Si su bebé es demasiado pequeño o está demasiado enfermo para lactar, usted puede usar una bomba sacaleche completamente automática mientras está en el hospital. (Los ejemplos que mostramos son Lact-e de Ameda/Hollister y Symphony de Madela.)

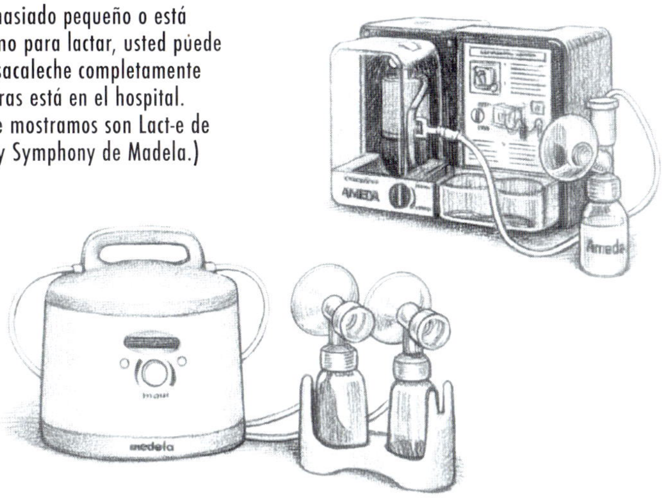

puede alquilar o comprar un sacalaeche completamente automático para usar cuando esté en casa.

■ Cada vez que bombee y antes de manipular las piezas de la bomba sacaleche, lávese las manos con agua y jabón y enjuáguelas bien.

■ Siga las instrucciones de extracción con bomba sacaleche en el Capítulo 19, p. 143.

■ Bombee como *mínimo* ocho veces cada 24 horas durante 20 a 30 minutos cada vez. Tendrá que bombear cada 2 a 4 horas durante el día, y cada 4 a 6 horas por la noche. Muchas madres bombean cada 3 horas durante el día y duermen 6 horas por la noche. Como las bombas sacaleche nunca se cansan, tienen hambre o se llenan, piense en el bombeo como en una oportunidad para relajarse, pensar en su bebé y "alimentarlo". Si bombea inmediatamente antes de acostarse, podrá dormir cómodamente por un largo periodo de tiempo.

■ Son muchas las madres que obtienen más con la primera sesión de bombeo que con las 3 ó 4 siguientes y luego la cantidad disminuye por varios días. Al final de la primera semana, deberá obtener por lo menos 1 onza de cada seno durante cada sesión de bombeo. Si es necesario, hable con un consejero de lactancia o con su médico acerca de las formas en las que pude incrementar el suministro de leche.

- Durante la primera semana, a medida que sus senos pasan de producir calostro a producir leche madura, es posible que sienta ingurgitado o retención de leche. Necesitará bombear más para aliviar la sensación de tirantez y sentirse cómoda. Esto la ayudará a producir un buen suministro de leche que después puede adaptarse a las necesidades de su bebé a medida que crece. Aunque es posible que produzca más leche de la que su bebé necesita, si no alivia la tirantez y ablanda sus senos, es posible que nunca cuente con el suministro completo de leche que su bebé necesitará después. Cuando los senos están llenos, su organismo reacciona produciendo menos leche.

- Programe algunos ejercicios de relajación, por lo menos una vez al día, aunque no pueda hacerlo inmediatamente antes de bombear.

- Si puede bombear en el hospital, siéntese al lado de la cuna o incubadora de su bebé. Tome su mano si es posible. Si está en su casa, llame por teléfono al hospital para saber cómo está su bebé.

Almacenamiento de la leche

Ya que el congelamiento afecta a las propiedades anti-infecciosas de la leche materna, es mejor suministrar leche materna no congelada todos los días, si es posible. Guarde su leche exprimida en recipientes limpios provistos por el hospital. Se recomiendan los recipientes de cristal o plástico duro con cierres herméticos. Etiquete cada recipiente con el nombre de su bebé, su nombre, la fecha y la hora en que exprimió la leche. Si está tomando un medicamento, escriba el nombre del mismo en la etiqueta.

Pregunte a la enfermera de su bebé cuántas veces ha lactado cada 24 horas y guarde su leche en porciones de 24 horas para evitar que se desperdicie. Si su bebé es muy pequeño o no aumenta de peso, y usted está bombeando más de dos veces lo que él come, bombee la leche aguada y congélela para utilizarla después. Luego bombee la leche gorda para llevarla al hospital (sala de recién nacidos).

La composición de la leche humana almacenada es afectada por el tiempo y la temperatura. El tiempo que se puede guardar se basa en investigaciones actuales; sin embargo, los resultados varían. Por esta razón, en interés de la seguridad, la leche humana destinada a niños enfermos o prematuros debe refrigerarse inmediatamente.

Cuando no se pueda refrigerar de inmediato, puede guardarse a temperatura ambiente (25°C ó 77°F) hasta 5 horas. Puede guardarse en la nevera (4°C ó 39°F) hasta un máximo de 5 días, en el congelador de una nevera compacta (-5°C ó 23°F) hasta un máximo de 5 meses o en un congelador vertical u horizontal (-20°C ó -4°F) hasta un máximo de 12 meses (Figura 28).

Coloque todos los recipientes en el centro de la nevera o congelador compacto para evitar que se caliente cuando se abra o se cierre la puerta. El almacenamiento ejerce muy poco efecto en las proteínas y los carbohidratos de la leche humana, pero los cambios en la grasa pueden darle un gusto jabonoso. Utilice siempre primero la leche menos reciente.

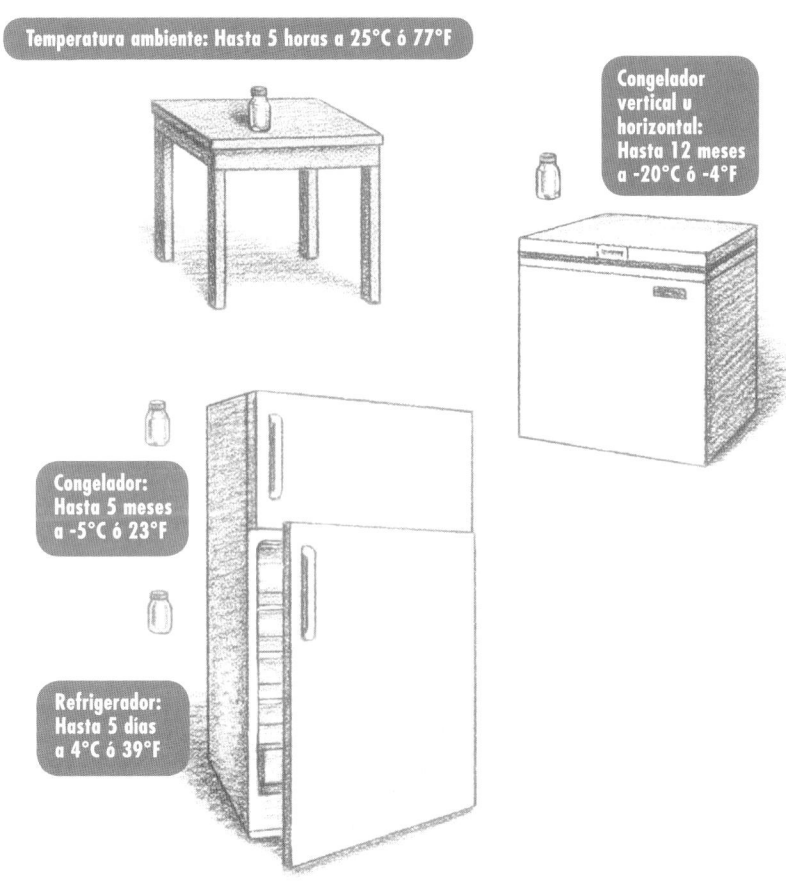

Figura 28
Consejos para el almacenamiento de la leche materna para bebés prematuros.

Tabla 4. Recomendaciones de almacenamiento de leche humana para bebés prematuros*

LECHE HUMANA	TEMPERATURA AMBIENTE (25°C Ó 77°F)	REFRIGERADOR (4°C Ó 39°F)	SECCIÓN DEL CONGELADOR (-5°C Ó 23°F)	CONGELADOR VERTICAL U HORIZONTAL (-20°C Ó -4°F)
Fresca	Úsela dentro de las 5 horas	Úsela dentro de los 5 días	Úsela dentro de los 5 meses	Úsela dentro de los 12 meses
Previamente congelada y descongelada en la nevera	Úsela dentro de las 4 horas	Úsela dentro de las 24 horas	No vuelva a congelarla	No vuelva a congelarla
Previamente congelada y descongelada con agua tibia	Úsela de inmediato	Úsela dentro de las 4 horas	No vuelva a congelarla	No vuelva a congelarla

*La leche materna fresca es lo mejor para su bebé.

Conozca a su bebé a medida que mejora su salud

Tan pronto como su bebé esté en una situación estable y pueda tomarlo en sus brazos por cierto tiempo cada día, pídale a la enfermera que lo coloque debajo de su ropa (piel contra piel) y que lo acurruque contra su seno (estilo canguro). Este contacto temprano brinda a las madres y a los padres la oportunidad de cuidar a su bebé y de adquirir confianza en la paternidad (Figura 29). Una vez seguro contra su seno, su cuerpo suministra todo el calor que necesita su bebé mientras se conocen. Planee hacer esto una hora por día. El momento más tenso para su bebé es cuando lo separan de usted y lo devuelven a la incubadora, no el tiempo que pasa con usted.

Tanto las madres como los padres pueden brindar este tipo de atención. Los bebés que tienen este contacto piel a piel ganan peso más rápidamente, pasan a dormir a una cuna abierta y se van a casa antes. Además, las madres que practican el estilo canguro suelen lactar por períodos más largos. Es posible que note como gotean sus senos mientras lo abraza y que puede bombear más leche después de este tipo de cuidado.

Comenzando a lactar un bebé prematuro

Pregunte al personal del hospital cuándo estará su bebé listo para lactar. Estudios recientes sugieren que la capacidad del bebé de chupar, tragar y respirar de forma organizada es la mejor indicación de que está listo para lactar y esto puede ocurrir tan pronto como a las 32 semanas de gestación. Muchos bebés pueden lactar, sin mostrar señales de nerviosismo, durante días o semanas antes de que necesiten ser alimentados con biberón.

Una vez que su bebé esté listo para lactar, pida (o traiga de su casa) un almohadón para apoyar su bebé en el seno. La posición de fútbol o de cuna normalmente es más fácil al principio (Figura 14, p. 23). Aparte la manta de su bebé para que sus brazos puedan agarrarse a su seno. Soporte su espalda, hombros y cabeza con la palma de la mano. La oreja, el hombro y la cadera del bebé deben estar en línea recta, para que su mandíbula se relaje y abra la boca. Exprima unas cuantas gotas de leche materna y pásela por su pezón y areola.

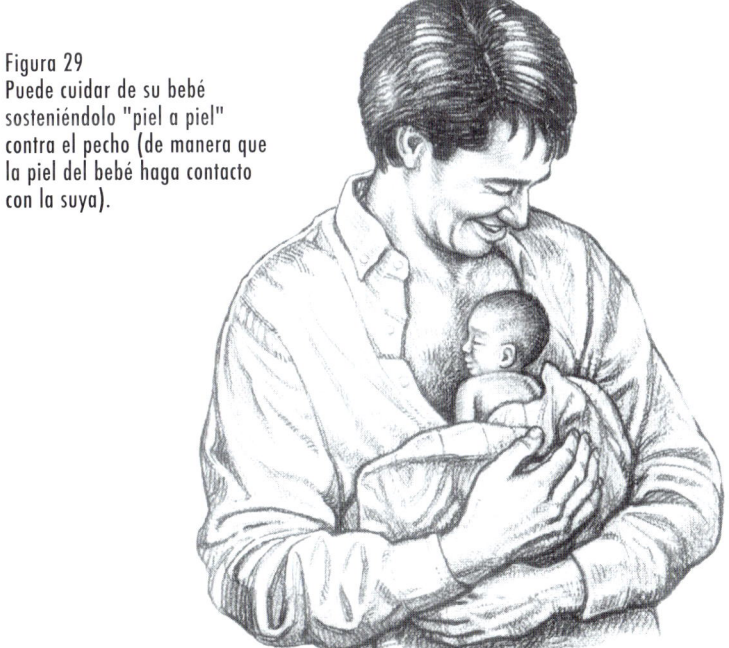

Figura 29
Puede cuidar de su bebé sosteniéndolo "piel a piel" contra el pecho (de manera que la piel del bebé haga contacto con la suya).

Sostenga su seno con la otra mano y coloque la areola y el pezón en forma de cuña. Toque suavemente la nariz de su bebé con el pezón. Mientras abre la boca, siga sosteniendo su seno al mismo tiempo que lo abraza contra éste. Resista la tentación de apretarse contra su cabeza, ya que esto imposibilita que trague y respire bien. El apoyo de "la mano de bailarina" ayuda en el caso de los bebés muy pequeños con músculos débiles (Figura 30). Coloque el pulgar y el índice en forma de U para poder sostener la barbilla de su bebé en el seno con su mano.

Si su leche fluye libremente, es posible que se limite a lamer y tragar. Si su leche baja más despacio, empezará a mamar y a tragar. Debería hacerlo en series de seis succiones y tragos (algunos bebés hacen más) para luego descansar y volver a succionar. Mientras él descansa, usted puede masajearse el seno para que pase más leche gorda (Figura 22, p. 54). Recuerde que nunca ha tenido que comer hasta entonces. La leche apenas se ha deslizado a su estómago, por lo tanto es posible que no esté ansioso por volver a comer.

Figura 30
El apoyo "mano de bailarina" puede ser de ayuda en el caso de los bebés muy pequeños con músculos débiles.

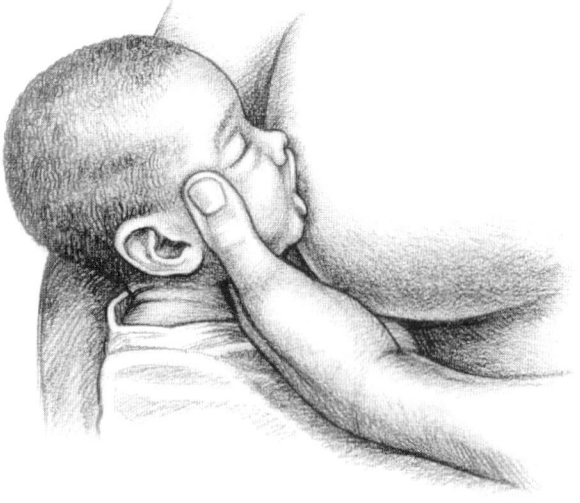

Estas primeras lactancias son de aprendizaje para usted y su bebé, de modo que relájese y disfrute de este maravilloso momento. Si no lo oye tragar y su seno no se ablanda, la enfermera puede darle su leche materna a través de un tubo (por sonda).

A veces la madre produce más leche que la que su bebé puede tomar al principio. Si usted bombea de 2 a 3 onzas por sesión de bombeo y su bebé sólo come 1 onza por lactancia, calcule que sólo ablandará un seno. Tendrá que bombear después de la lactancia. Es posible que note que después de que su bebé ha lactado usted puede bombear más leche de la normal en ese momento del día. Siga bombeando después de cada lactancia para ablandar los senos hasta que su bebé lacte por completo.

Si bombea más del doble de lo que come su bebé, bombee parcialmente un seno y luego lacte en ese mismo seno. Esto garantiza que su bebé reciba la leche gorda, rica en calorías que le ayudará a que crezca más rápidamente.

Al principio, es posible que su bebé solamente pueda lactar una vez cada 24 horas. El resto de las lactancias se hacen por sonda mientras el bebé duerme. Pronto estará listo para recibir dos sesiones de lactancia al día, normalmente separadas por una o dos alimentaciones por sonda.

Cuando esté listo para una tercera lactancia al día, tendrá que hablar con el personal del hospital acerca de tomar dos lactancias seguidas para ahorrarse tiempo y ver si su bebé tiene la energía suficiente para mamar del seno dos veces seguidas. Cuando se acerque el momento de llevarlo a casa, es posible que empiece a tener náuseas cuando se lo alimente por sonda, lo que significa que está madurando. Se puede colocar una sonda a través de la nariz del bebé y dejarla entre lactancias, o puede alimentarlo con una taza o biberón.

Horarios de lactancias

Los bebés prematuros pasan por distintas rutinas de lactancia a medida que se acercan a su término completo. Si su bebé es muy pequeño, es posible que comience con un goteo continuo de leche en su estómago. Paulatinamente, se le administrará una cantidad mayor de leche cada 3 horas—de la misma forma que a un bebé que lacta.

Luego, a menudo después de unas 34 ó 35 semanas de gestación, parece que los bebés son capaces de comer más de una vez, pero se despiertan con menos frecuencia. Si es muy difícil despertar a su bebé para que se alimente cada 3 horas, hable con su médico o enfermera de la posibilidad de pasarlo a un horario de 4 horas por un tiempo. Calcule que en cuanto vaya a casa regresará al horario de 3 horas a medida que se acerca a su término. Se trata de otra señal de que está madurando. Ya que permanece despierto durante más tiempo y es más activo, necesita comer con más frecuencia.

Cómo suministrar un suplemento/sustituto

Es posible que su suministro de leche sea escaso a pesar del bombeo regular y que por lo tanto sea necesaria leche materna (su leche congelada o la procedente de bancos de donantes de leche) o incluso suplementos de fórmula. Si alterna cada lactancia con un biberón, es posible que algunos bebés se sientan confundidos. La leche se transfiere con más rapidez con un biberón que con el seno, y alimentarse con un biberón es más fácil que con el seno. Por tal razón, es posible que a su bebé le guste más alimentarse con biberón que con el seno.

Si necesita darle un suplemento, puede usar un aparato de alimentación adicional mientras está lactando (Figura 31). El aparato de lactancia adicional es un recipiente de plástico que contiene leche humana o fórmula y que se cuelga alrededor del cuello de la madre. Un tubo de plástico se extiende desde la parte superior del recipiente hasta el pezón de cada seno, donde se pega con cinta en su sitio. Cuando su bebé lacta, recibe leche del seno y suplementos del recipiente.

Una vez que su bebé lacte bien y se establezca un buen suministro de leche, se puede interrumpir el suplemento. Para su propia tranquilidad, pese a su bebé antes y después de las lactancias usando una balanza especial para bebés. Si la producción de leche materna sigue siendo baja, hable con un consejero de lactancia, médico o enfermera acerca de cómo incrementar su suministro de leche.

Figura 31
Usted puede administrarle un suplemento a
su bebé por medio del aparato de lactancia
adicional. (El ejemplo que se muestra es el
Supplemental Nursing System de Medela.)

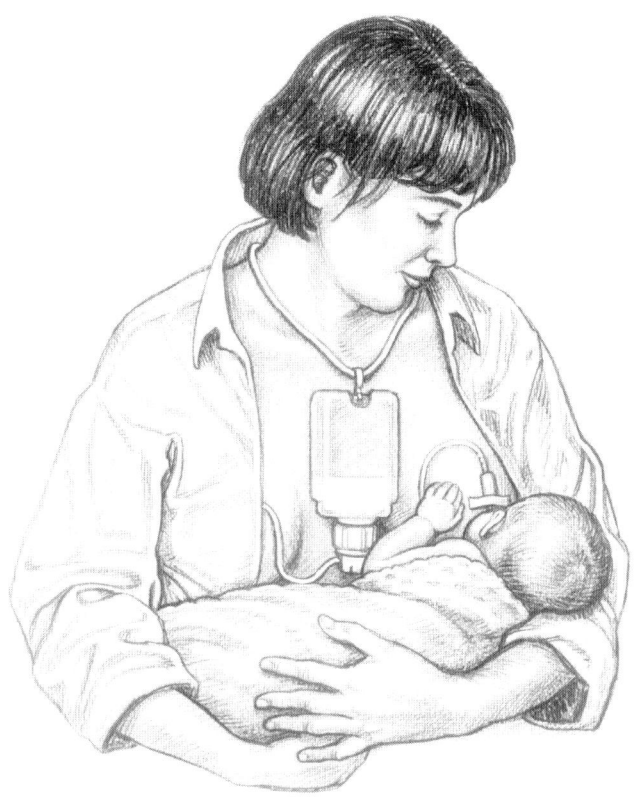

11 Cómo lactar a más de un bebé

Usted puede producir la suficiente leche para satisfacer las necesidades nutritivas de dos o más bebés. La cantidad de leche que produce depende de la cantidad extraída de sus senos durante las lactancias o la extracción de leche. Las lactancias—o extracciones de leche, si uno o más bebés necesitan cuidados especiales—son lo mejor para tener un buen comienzo.

Todas las ventajas de la lactancia para la madre y los bebés se multiplican si da a luz dos o más bebés. Los bebés se benefician de la perfecta combinación de sustancias nutritivas y propiedades contra infecciones que tiene la leche materna. Usted se beneficia de la liberación de oxitocina que limita el sangrado uterino, que puede ser mayor después de un embarazo múltiple. Usted y su pareja apreciarán el hecho de que la lactancia exige muy poca o ninguna preparación y que además les ahorra dinero. Todos se benefician del contacto piel a piel que le ayuda a conocer mejor a cada bebé individualmente.

Planeando con antelación

Esté preparada para comenzar la lactancia en diferentes circunstancias. El parto con cesárea, el parto prematuro y otras situaciones en las que se necesita un cuidado especial de uno o más bebés son más comunes en los embarazos múltiples.

- Asista a clases de preparación de parto y de parto con cesárea al principio del embarazo, cuando esté en el cuarto o quinto mes.

- Comparta e intercambie ideas acerca de toda la información sobre las lactancias de más de un bebé con su pareja, parientes y amigos.

- Ubique lugares donde comprar o rentar una bomba sacaleche, en caso de que sea necesario extraer la leche artificialmente. Las bombas se pueden comprar o alquilar en hospitales y compañías de suministros médicos.

- Póngase en contacto con un grupo de apoyo de lactancia, como La Leche League (Liga de la Leche) o un grupo de apoyo para padres de múltiples bebés como el Club de Madres de Mellizos. Pregunte si hay alguien que pueda ponerle en contacto con otra madre que haya lactado con éxito el mismo número de bebés.

- Elija a un pediatra, médico de familia o enfermera con conocimientos de pediatría que sepa sobre lactancia y que haya tenido experiencia cuidando a otros bebés de embarazos múltiples.

- Pídale a su pareja, a un pariente o amigo que permanezca con usted por las noches mientras esté en el hospital, para contar con ayuda adicional cuando empiece a lactar a sus bebés.

- Cuente con ayuda a todas horas del día en los quehaceres del hogar durante varias semanas, una vez que los bebés hayan salido del hospital y estén en casa.

- Establezca una meta para seguir la lactancia por lo menos 6 a 8 semanas después de dar a luz, aunque a veces parezca muy difícil.

Los estímulos y el apoyo de los que están cerca de usted y de otras madres que lactan bebés múltiples, así como la atención del pediatra le darán la suficiente confianza en su capacidad de producir todo lo que necesitan sus bebés.

Comenzando a lactar

Bebés de embarazos múltiples sanos y a término. De forma ideal, la primera lactancia de sus bebés debería ocurrir poco después de dar a luz. Los bebés recién nacidos sanos que nacieron a término o casi a término, normalmente buscan el seno de la madre a la hora de nacer. Aunque es posible compartir la misma habitación que los bebés cuando se tienen mellizos, le recomendamos que le ayude un pariente o amigo si ha tenido una cesárea o trillizos. Es más fácil lactar con frecuencia cuando los bebés están a mano y su confianza para manejarlos aumenta cuando una enfermera o consejero de lactancia se encuentra a su disposición.

Cuando no es posible compartir la misma habitación, pida que le traigan todos los bebés en todas las sesiones de lactancia. Cada bebé múltiple es un bebé único, que necesita entre 8 y 12 lactancias en un período de 24 horas. Al principio, puede resultar confuso si cada bebé tiene una rutina de lactancia diferente, aunque normal. Hasta que se acostumbre a la rutina de cada bebé, le recomendamos que tome nota de las lactancias y los pañales que mojan y ensucian en una lista codificada por colores para cada bebé.

Bebés múltiples prematuros o enfermos. Cuando la salud de los recién nacidos exige que se queden en una unidad intensiva de recién nacidos (siglas en inglés NICU), debería comenzar a extraer leche entre 24 y 48 horas después de dar a luz si su estado lo permite. Vea el Capítulo 19, "Extracción y recolección de la leche humana", para obtener información detallada sobre cómo extraer la leche.

Si se encuentra enferma o no puede extraer su propia leche, una enfermera, consejero de lactancia, pariente o amigo puede ayudarle a utilizar la bomba sacaleche. No se preocupe acerca de la cantidad de leche que extrae. El objetivo de la extracción de leche lo antes posible, es que su organismo sepa que se necesitará mucha leche en cuestión de poco tiempo. Cuánto antes y más a menudo bombee sus senos, antes y más cantidad de leche producirá.

La mayoría de las madres opinan que es más fácil extraer leche con más frecuencia cuando utilizan una bomba sacaleche completamente eléctrica. Cuando se le conecta un juego de doble recolección, es posible bombear ambos senos a la vez (Figura 26, p. 69). El doble bombeo también incrementa los niveles de prolactina, con lo que aumenta la producción de leche.

Comience por bombear un mínimo de ocho veces al día. Bombee un mínimo de ocho veces al día cada 24 horas durante 20 a 30 minutos cada vez. Tendrá que bombear cada 2 a 4 horas durante el día, y cada 4 a 6 horas por la noche. Muchas madres bombean cada 3 horas durante el día y duermen 6 horas por la noche. A fin de incrementar la producción de leche cuando hay múltiples bebés, incremente el número de sesiones de bombeo cuando mejore el estado de salud de sus bebés o cada vez que note un descenso en la cantidad de leche materna. Muchas madres encuentran que la producción de leche varía con el estado de los bebés. En el momento que sus bebés empiecen a lactar, deberá bombear de 8 a 12 veces cada 24 horas.

A veces uno (o más) de sus bebés pueden permanecer en la habitación con usted. O puede que den de alta a uno primero, mientras que el otro o los otros tienen que quedarse en la unidad de cuidados intensivos. En una situación así, lacte cada bebé que esté con usted, de 8 a 12 veces cada 24 horas. Usted puede bombear leche para los demás bebés que están en la NICU. Para ahorrarse tiempo, bombee un seno mientras un bebé lacta en el otro. Si cree que no está preparada para coordinar el bombeo con la lactancia, bombee ambos senos inmediatamente después de una lactancia o entre lactancias.

Bebés múltiples con dificultades de lactancia. Los bebés múltiples, incluidos los nacidos a término o casi a término, son más proclives a experimentar las situaciones de embarazo, parto y nacimiento que pueden influir en su capacidad inicial de prenderse al seno y lactar correctamente. Es posible que un bebé haya sido afectado más que el otro o los otros. Además, algunos bebés de embarazos múltiples prematuros o enfermos tienen dificultades para hacer la transición al seno, debido a que han sido expuestos a otros métodos de alimentación que interfieren con el comportamiento oral necesario para una lactancia efectiva. Por ejemplo, el uso de un biberón y un pezón artificial pueden interferir con la colocación de la lengua y el movimiento necesario para lactar.

Este tipo de dificultades en la lactancia, pueden durar desde varias horas a varias semanas, pero no tienen tendencia a perdurar. La mayoría pueden resolverse con paciencia y tenacidad. Sin embargo, este tipo de expectativa a corto plazo parece eterna cuando usted no duerme lo suficiente, tiene varias sesiones de lactancia, administración de suplementos y bombeos para extraer leche. Contacte a un grupo de terapia para madres lactantes y/o a un consejero de lactancia certificado por la IBCLC para que la ayuden. Un grupo de terapia o IBCLC puede ofrecer estrategias de resolución de problemas y suministrar apoyo moral.

Cómo desarrollar una rutina de lactancias

Casi cualquier método de coordinación de lactancias funcionará, siempre y cuando cada bebé lacte de 8 a 12 veces cada 24 horas. Algunas madres lactan cada bebé en ambos senos durante cada lactancia. En cambio, muchas encuentran menos confuso lactar un bebé sólo en un seno en cada sesión. Esto también hace que sea posible lactar dos bebés al mismo tiempo. Si deja que cada bebé lacte tanto como quiera, de modo que sean sus bebés, no usted, quienes decidan cuándo terminan una lactancia, su suministro de leche aumentará rápidamente, a fin de satisfacer las necesidades de sus bebés.

Para estimular la producción de leche igualmente en ambos senos, es una buena idea alternar bebés y senos. Puede alternar bebés y senos en cada lactancia, pero muchas madres creen que es más fácil alternar bebés y senos diariamente. Por ejemplo, hoy el Bebé A (y el Bebé C) se alimentan del seno derecho y el Bebé B (y el Bebé D) del izquierdo. Mañana, el Bebé A (y el Bebé C) se alimentan del seno izquierdo y el Bebé B (y el Bebé D) del derecho.

Las madres con cantidades de bebés impares pueden tener que alternar bebés y senos más a menudo que cada 24 horas. Si alimenta al bebé que se despierta primero, probablemente descubrirá que el bebé o los bebés que lactaron en segundo lugar en un seno y los últimos en lactar son los primeros que están listos para comer en la sesión de lactancia siguiente.

Algunas madres asignan bebés a un seno específico. La producción de leche de cada seno se adapta entonces a las necesidades individuales de cada bebé. Sin embargo, ¡puede descubrir que tiene senos de distintos tamaños! Además, es posible que uno de los bebés se niegue a lactar en el seno con el que no está familiarizado si se diera la situación de que uno de los bebés no puede lactar en absoluto, como por ejemplo durante una huelga de lactancia (vea "¿Qué son las huelgas de lactancia?" p. 168), mucho más comunes en los bebés múltiples que en los bebés únicos. Si decide que cada bebé lacte de un seno específico, varíe las posiciones de lactancia de una sesión a otra.

Lactar simultáneamente (dos bebés a la vez) puede ahorrarle tiempo. Algunas madres siempre lactan dos, otras nunca lactan simultáneamente. La mayoría de las madres hacen ambas cosas. Alimentan simultáneamente a dos durante varias lactancias y por separado durante otras. Normalmente depende de las necesidades de las madres y de los bebés durante cada lactancia.

No comience a lactar simultáneamente hasta que se sienta cómoda colocando y ayudando a que un solo bebé se prenda del seno. Por lo menos, uno de los bebés debería ser capaz de prenderse y lactar sin dificultad, antes de intentar alimentar a dos al mismo tiempo. Si ambos bebés demuestran un comportamiento de lactancia incorrecto, las lactancias simultáneas reforzarán este comportamiento.

Aunque usted o los bebés encuentren que es difícil dominar la lactancia simultánea durante las primeras semanas, siga intentándolo. Suele volverse más fácil después de unas cuantas semanas o meses, cuando los bebés saben cómo prenderse al seno. Utilice almohadas para que se apoyen los bebés y para tener sus manos libres para ayudarles a prenderse. Muchas madres prefieren el soporte de un almohadón de lactancia firme. Es posible que prefiera utilizar almohadones que tiene en casa antes de comprar almohadones especiales, ya que algunas madres opinan que es más fácil colocar a los bebés si los almohadones se "hunden" un poco.

Las siguientes posiciones son las más comunes para las lactancias simultáneas (Figura 32):

Doble fútbol o abrazado. En esta posición, el cuerpo de un bebé se coloca acurrucado debajo de cada uno de sus brazos (o se apoya en una almohadón a su lado) mientras sujeta la cabeza de cada bebé con cada una de sus manos (o en una almohadón). La madre tiene las manos libres para ayudar a que los bebés se prendan cuando se utilizan almohadones para mantener a los bebés en su sitio, de modo que muchas madres aprenden primero esta posición. Este tipo de posición también limita la presión sobre el área de la incisión después del parto con cesárea. Sin embargo, es la posición en la que menos intervienen las manos, lo que es una desventaja por que limita su capacidad de tocar a su bebé.

Doble acunado o cruzado. Con las cabezas acunadas en las dobleces de sus brazos y los senos de los bebés frente a su tórax, cruce los cuerpos de los bebés frente a su abdomen. Un almohadón sobre su regazo y debajo de cada codo ayuda a darle confort y apoyo. Es posible que esté más cómoda si apoya los pies en un taburete, se sienta en una reclinadora o en el suelo estilo yoga. Este tipo de posición aumenta el contacto piel a piel entre la madre y cada bebé, a la vez que aumenta el contacto entre ambos bebés.

Algunas madres ajustan su posición con bebés de más edad acunando la cabeza y sujetando el cuerpo de cada bebé paralelamente a cada una de las piernas de la madre. Para lactar en la cama, la madre puede acostarse de espaldas con la cabeza de un bebé acunada en cada brazo, acostando el cuerpo del bebé a lo largo de cada brazo, paralelamente a cada lado del abdomen de la madre. Las cabezas y cuerpos de los bebés quedan frente a cada seno.

Combinación acunado-fútbol/posición paralela. Con el bebé A en la posición acunada tradicional, la cabeza del bebé B se apoya en su mano o en una almohada o se lo coloca suavemente encima del abdomen del bebé A. Acurruque el cuerpo del bebé B debajo de su brazo o coloque su cuerpo sobre una almohada a un lado y en ángulo recto respecto a su cuerpo. Esta posición es mejor para la lactancia discreta. Es una posición donde intervienen las manos, pero una o las dos manos pueden quedar libres para ayudar a que el bebé se prenda.

Figura 32
Lactar simultáneamente bebés múltiples
ahorra tiempo y energía.

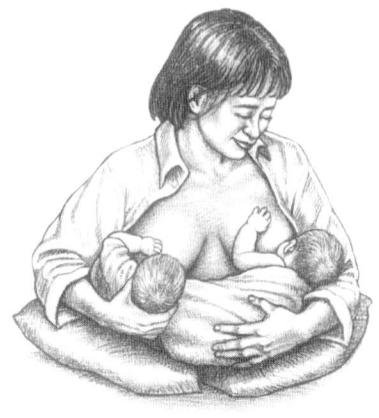

COMBINACIÓN ACUNADO-FÚTBOL/
POSICIÓN PARALELA

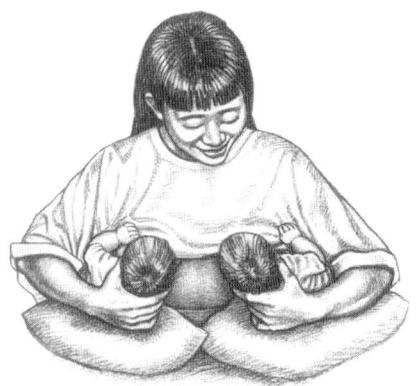

DOBLE FÚTBOL O ABRAZADO

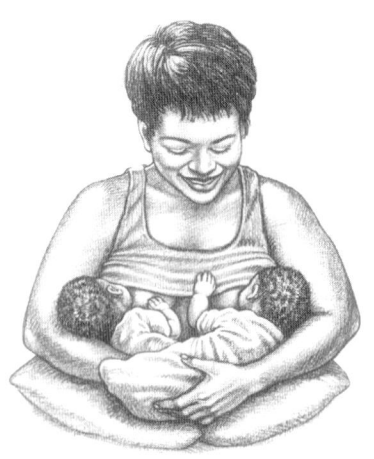

DOBLE ACUNADO O CRUZADO

Lactancia parcial

La lactancia completa o casi completa es ideal para los bebés, pero no siempre es posible con bebés múltiples. La lactancia parcial suministra a los bebés sustancias nutritivas en diversos grados y beneficios contra infecciones. Los beneficios dependen del número de lactancias (o cantidad de leche materna) que cada uno recibe. Independientemente de la cantidad de leche materna recibida, los estudios científicos indican que cualquier cantidad de lactancia o leche materna es mejor que ninguna en absoluto.

Las madres eligen la lactancia parcial por varias razones. A veces quieren un relevo entre sesiones de lactancia. Con frecuencia la lactancia parcial se elige porque hay problemas de lactancia constantes. Otras la eligen cuando vuelven a trabajar fuera de casa. En algunos casos, las madres lactan parcialmente, pero los bebés siguen recibiendo sólo la leche de la madre. Estas madres bombean sus senos una o dos veces al día y los bebés reciben la leche extraída en un biberón o taza.

Puesto que la lactancia significa mucho más que una buena nutrición para los bebés y las madres, lactar por completo uno (o más) bebés y alimentar por completo con biberón al otro u otros bebés, es algo que deberá evitarse siempre que sea posible. Es posible que conduzca a diferencias perdurables en cuanto a los sentimientos que la madre tiene por sus bebés. En las pocas excepciones en que sea necesario, las madres deben ser conscientes de los problemas y aumentar el contacto con los bebés que se alimentan con biberón.

Cómo combinar la lactancia con el biberón

La lactancia parcial resulta mejor cuando los biberones se ofrecen en forma limitada. Para mantener una producción de leche adecuada y evitar el destete antes de tiempo, lacte un mínimo de 8 a 12 veces diarias. Por ejemplo, lacte a cada mellizo por lo menos cuatro o seis veces cada 24 horas, cada trillizo por lo menos tres o cuatro veces y cada cuatrillizo por lo menos dos o tres veces. Las restantes sesiones de lactancia pueden ofrecerse con leche materna exprimida o fórmula si no hay disponible leche materna.

La mayoría de las madres deciden dar el biberón por la noche o por la tarde, cuando los bebés tienden a alimentarse en grupo. Usted puede lactar primero y luego pedirle a su pareja que le dé el biberón a cada bebé para completar la alimentación de la tarde. Otras opciones son alimentar a uno o más bebés con el biberón mientras usted lacta al otro u otros. Su pareja da el biberón a todos los bebés durante una sesión nocturna mientras usted los lacta a todos en la siguiente sesión.

Alimentación con leche materna

A veces las madres deciden dar exclusivamente el biberón con leche materna extraída cuando uno o más bebés experimentan dificultades constantes al mamar. La alimentación a corto plazo con leche materna le brinda a la madre la oportunidad de concentrarse en aumentar o mantener la producción de leche cuando los bombeos, lactancias y alimentos suplementarios la desbordan. Hay madres que alimentan con leche materna durante largos períodos. Algunas deciden seguir bombeando entre 8 y 12 veces al día durante muchos meses y dar al bebé la leche extraída con una taza o un biberón.

El regreso al trabajo

Las madres de múltiples bebés que trabajan normalmente encuentran más fácil seguir lactando si alquilan o compran una bomba sacaleche totalmente automática con un juego de recolección doble. Trate de bombear cada 2 ó 3 horas mientras no está con los bebés. Si quiere que sus bebés reciban solamente leche materna durante los primeros seis meses, es posible que tenga que programar una o dos sesiones de bombeo adicionales de 10 a 15 minutos cada día para mantener una producción de leche adecuada.

Manteniendo la perspectiva

Cada uno de sus bebés múltiples tiene las mismas necesidades que un bebé único y por lo tanto exigen más tiempo y esfuerzo, sea cuál sea la forma de alimentación. Recordar esto puede ser de ayuda esos días en que siente como si hubiera competido en una maratón de lactancia y ha "tocado fondo". Cuando se pregunte a sí misma si alguna vez podrá "disfrutar" de la lactancia, recuerde que sus bebés han disfrutado de los beneficios de la lactancia y de la leche materna desde el primer día.

Sus bebés múltiples lactarán solamente por un tiempo breve. Mantenga la perspectiva aceptando ayuda, rodeándose de parientes y amigos que le apoyen y manteniendo el sentido del humor en medio del caos. La confianza en la capacidad de su organismo para producir suficiente leche y en la de sus bebés para recibir todo lo que necesitan a través de la lactancia aumentará a medida que crecen sus bebés. Sin darse cuenta, usted se contará entre las muchas madres que han lactado a sus bebés múltiples con éxito.

12 Cómo lactar a un bebé adoptado o que ya ha destetado

En una cultura donde muchas mujeres tienen dudas acerca de su capacidad de producir suficiente leche para sus bebés, puede que parezca imposible tener en cuenta lo siguiente:

- *relajación*—restablecer un suministro de leche que ha desaparecido o prácticamente ha desaparecido

- *lactancia inducida*—establecer un suministro de leche sin un embarazo anterior.

Sin embargo, muchas mujeres en todo el mundo han podido lactar a sus bebés—tanto "naturales" como adoptados—de estas formas.

Para entender cómo es posible relactar o inducir la lactación, le recomendamos que consulte las páginas 6–14. A fin de relactar o inducir la lactación, usted necesita los mismos tres ingredientes que en una situación de lactancia común: un seno, un bebé y un cerebro.

Cuando el bebé mama se estimula la glándula pituitaria para liberar tanto la prolactina (hormona que produce leche) como la oxitocina (hormona que libera leche).

Si dicha estimulación se repite con suficiente frecuencia, los alvéolos (células que producen leche en el seno) empiezan a hacer lo que están destinadas a hacer—leche.

La estimulación constante provoca que los músculos que rodean los alvéolos se contraigan y transporten la leche a través de los conductos lácteos hasta las aberturas del pezón para que llegue al bebé.

Es así de fácil—en teoría. En la práctica es un poco más complicado. Puesto que la lactancia es una asociación entre la madre y su bebé, ambos tienen que participar activamente en este proceso. Si la madre tiene poca o ninguna leche, es posible que su bebé no quiera lactar. Y si se alimenta artificialmente a un bebé, especialmente con un biberón, su interés en la lactancia puede ser muy escaso. La madre que intente relactar o inducir lactación tiene que encontrar una forma para poder hacer todo lo siguiente:

- Animar a que su bebé se prenda al seno y que mame efectivamente.

- Asegurarse de que su bebé esté bien nutrido mientras ella crea un suministro de leche.

- Mantener ese lazo especial entre la madre y su hijo.

- Mantener su propio interés y entusiasmo para la lactancia.

¿Por qué relactar (o inducir la lactación)?

Los beneficios usuales tanto para la madre como para su hijo—físicos, emocionales, sociales y económicos—se describen en las páginas 1–5 que corresponden cuando una madre relacta su bebé natural. Muchos de estos beneficios también corresponden en el caso de la lactancia adoptiva, pero ya que lactar en esta situación requiere un esfuerzo especial, es útil revisar estos beneficios y saber cuáles son especialmente importantes para usted.

Tanto en la relactación como en la lactación inducida, los beneficios a largo plazo son superiores a los beneficios a corto plazo. Además, los beneficios emocionales pueden ser más manifiestos que los físicos—especialmente durante los primeros días.

Algunas madres tienen que destetar antes de lo que tenían planeado. Es posible que la madre y el bebé tengan que estar separados debido a una enfermedad u otras razones. Muchas madres relactan porque quieren que sus bebés gocen de los beneficios nutritivos e inmunológicos de la leche humana. En algunos casos, las madres descubren que después de destetar, sus bebés solamente pueden tolerar la leche de la madres y, por lo tanto, restablecer el suministro de leche es muy importante.

Las madres que establecen un suministro de leche para un bebé adoptado, con frecuencia lo hacen porque saben que la lactancia fomenta el desarrollo de ese vínculo especial entre la madre y su hijo—un vínculo que con un hijo natural ya empezó durante el embarazo.

Los beneficios nutritivos e inmunológicos tienden a estar relacionados con la dosis. Aunque incluso una pequeña cantidad de leche es valiosa, el bebé que recibe grandes cantidades cuenta con una nutrición más completa y una mejor protección a corto y largo plazo contra diversas enfermedades. Hasta que la madre no empiece a producir cantidades de leche considerables, estos beneficios probablemente no figuren prominentemente entre sus prioridades.

Cómo empezar

Empezar puede ser muy simple, basta con colocar a su bebé en el seno y ver qué pasa. Los bebés más pequeños—y especialmente los que han tenido cierta experiencia con el seno—son más propensos a saber de inmediato cómo prenderse y mamar, como si lo hubieran hecho por mucho tiempo. No asuma que su bebé tendrá dificultades porque es un poco mayor. Muchos bebés mayores también lactan sorprendentemente bien—incluso sin experiencia previa.

Es posible que algunos bebés necesiten un poco de ayuda para prenderse correctamente (vea las páginas 24–27) y que otros necesiten que se los estimule, incluso para intentarlo.

Cómo ayudar a que su bebé tome el seno

Si su bebé experimenta dificultades para prenderse al seno o parece reticente a intentarlo, es necesario que lo estimule un poco. Las siguientes estrategias han servido de ayuda a otras madres.

- Mantenga su bebé cerca de usted, piel contra piel. El cuidado tipo canguro (vea la p. 76) ayudará a que su bebé se familiarice con usted a través de sus sentidos—olfato, tacto, gusto, oído y vista—y además estimulará a su organismo para que libere prolactina.

- Bríndele a su bebé la oportunidad de repetir la experiencia que tuvo— o pudo haber tenido—inmediatamente después de nacer. Colóquelo contra su abdomen (en contacto directo con su piel), inmediatamente por debajo de sus senos. Acarícielo y háblele con cariño mientras deja que él explore a su ritmo. Estimúlelo a que busque su seno. Siempre y cuando su reflejo innato de hacerlo permanezca intacto, hay grandes posibilidades de que lentamente encuentre su seno y que se prenda al mismo.

- Trate de bañarse con su bebé. Muchos bebés que tienen dificultades para prenderse al seno, tienen menos problemas dentro de una bañera de agua caliente. Después de que se haya prendido una o dos veces en el agua, su bebé puede practicar esta nueva habilidad fuera del agua.

- Incluso en esos momentos en que su bebé no tiene contacto directo con su piel, manténgalo cerca suyo para que usted note los primeros indicios de que tiene hambre, que incluyen:

  • inquietud—mientras duerme o está despierto

  • mueve su cabeza hacia adelante y atrás y arruga la frente

  • se mete la mano en la boca

  • produce movimientos y sonidos de succión

  • se lame los labios y saca la lengua

  • emite suaves murmullos que van en aumento

- No espere hasta que su bebé llore para ofrecerle el seno. Es más probable que demuestre interés por mamar si está ligeramente dormido, un poco aletargado o apenas despierto. Usted puede incrementar las posibilidades de que su bebé aprenda a lactar mediante lo siguiente:

  • manteniendo a su bebé cerca suyo durante el día y la noche. Esto le brindará a su bebé la oportunidad de familiarizarse con su olor, oír los latidos de su corazón y encontrar el camino hacia su seno. Además, dormir cerca de su bebé por la noche, hace que sea más fácil apovecharse del incremento nocturno de producción de prolactina.

  • estimulando a su bebé para que tome su seno por medio de un suplemento (vea las páginas 80–81).

  • pasando paulatinamente a su bebé del biberón al seno. Una buena manera puede ser empezar ofreciéndole el biberón con su leche materna o fórmula mientras sostiene a su bebé piel contra piel. Algunos bebés son más propensos a prenderse al seno si el extremo del biberón o la pezonera se colocan en el seno al principio de la sesión de lactancia. Con el transcurso del tiempo tendrá que retirar la pezonera y colocar a su bebé directamente sobre su seno.

  • manteniendo una actitud positiva. Dependiendo de la edad, experiencia con pezones artificiales, y personalidad de su bebé, es posible que tenga que intentarlo varias veces antes de que acepte por completo su seno. Es posible que le ayude saber que las madres que destetan a sus bebés del seno al biberón, muchas veces también observan resistencia de parte de ellos. Esperan que pasará tiempo antes de que su bebé se adapte a una nueva forma de alimentación. Pasa lo mismo con el destete de biberón a seno. La reacción de desinterés de su bebé hacia su seno puede parecerle un rechazo personal, pero simplemente le está diciendo que no está familiarizado con esta nueva forma de alimentarlo.

Cómo administrar un suplemento a su bebé

Tanto si está relactando como induciendo lactación, es muy frecuente tener poco o nada de leche al principio. Mamar con frecuencia estimulará la producción de leche, pero la cantidad producida puede que no sea la suficiente para satisfacer las necesidades alimenticias de su bebé. La mayoría de las madres usan fórmula para bebés a fin de llenar este espacio, mientras que otras—especialmente las que están relactando debido a que sus bebés no pueden tolerar otros alimentos—utilizan leche humana de donantes procedente de un banco de leche hasta que producen el suficiente suministro de leche por sí mismas. Sea lo que sea que decida hacer, es importante asegurarse de que su bebé se nutra adecuadamente durante este período de rápido crecimiento.

Los suplementos tienen la ventaja de que aseguran la nutrición adecuada, mientras que al mismo tiempo, los senos están lo suficientemente estimulados para fomentar una buena producción de leche. A medida que se incrementa su leche, su bebé comerá menos del suplemento. Al darle el seno sin el suplemento varias veces al día ayudará a que sea más fácil quitarle el suplemento cuando llegue el momento.

Algunas familias administran suplementos a sus bebés en el seno con una jeringa, mientras que otras prefieren la taza y simplemente le ofrecen el seno para que se sienta más confortable durante este período de transición. Si un bebé se alimenta normalmente con biberón, es posible que no mame efectivamente el seno. Sin embargo algunos padres usan el biberón para ciertas sesiones de alimentación del bebé. Es importante que haya una proporción entre la alimentación con biberón y con seno. Hay que tener en cuenta que con el biberón se corre el riesgo de que la lactancia sea más difícil. Pero no sea muy crítica consigo misma si encuentra que a veces usar el biberón facilita las cosas durante este período.

Producción de leche—¿Cuándo y cuánta?

El momento y la cantidad de producción de leche varían bastante. Pueden transcurrir varios días o semanas antes de que vea bajar leche. Una vez la leche está presente, es posible que produzca tanta como necesita su bebé — o sólo parte. Las mujeres que relactan para sus bebés naturales tienen una ventaja biológica. Si ha estado embarazada recientemente y ha producido leche por un cierto período de tiempo a continuación, es posible que encuentre que su suministro de leche se reanuda con más rapidez y más abundancia que en el caso de las madres que nunca han estado embarazadas o que estuvieron embarazas tiempo atrás.

Su suministro de leche varía mucho dependiendo de las partes "bebé" y "cerebro" de la ecuación de la lactancia. La estimulación del seno por parte del bebé y las señales que el seno envía al cerebro son vitales en las situaciones de lactancia. Sin embargo, las emociones y las creencias también desempeñan un papel importante.

Si una madre experimenta mucha tensión nerviosa, empiezan a liberarse adrenalina y otras hormonas. La adrenalina funciona como la prolactina para estimular la producción de leche, pero al contrario que la oxitocina, inhibe la bajada de la misma. Las hormonas de tensión solían ser útiles en aquellas épocas de peligro de antaño, cuando muchas veces las madres debían huir con sus bebés. No podían lactar mientras huían, pero una vez que encontraban refugio tenían mucha leche disponible. Evitar las situaciones muy estresantes si es posible y aprender a relajarse durante ellas, si no pueden evitarse, es una conducta de adaptación que puede ayudarle a asegurarse de que siempre haya leche disponible.

La confianza que una mujer tiene en su capacidad de lactar también es muy importante. No sabemos exactamente por qué, pero la experiencia demuestra que las mujeres que tienen confianza en su capacidad de producir leche—y que cuentan con el apoyo de sus familias, su médico y los miembros de su comunidad—a menudo lactan con más facilidad y producen más leche que las que están inseguras acerca de su capacidad de poder alimentar con el seno a sus bebés o cuentan con escaso apoyo. Esto en parte explica porque la lactancia tiende a ser más fácil después del primer hijo y así sucesivamente.

Hasta cierto punto, usted puede crear un ambiente que sea favorable a la lactancia, seleccionado un médico que apoye sus esfuerzos, obteniendo el apoyo de parientes y amigos y participando en un grupo de apoyo para la lactancia, de madre a madres, como en el caso de la Liga de La Leche. Es posible que no pueda eliminar todas sus dudas acerca de su capacidad de lactar, pero es un gran avance hacia la creación de un ambiente propenso para que la relactación o la lactación inducida sean buenas experiencias para su familia.

Incremento de su suministro de leche/ Disminución del suplemento

Una vez que empiece a producir aunque sea una pequeña cantidad de leche, deberá reducir paulatinamente la cantidad de suplemento que le da a su bebé. Tenga en cuenta que cada gota de la leche de la madre es como una gota de oro para la nutrición y sistema inmunológico de su bebé y que éste se beneficia incluso con pequeñas cantidades.

Su bebé seguirá necesitando el suplemento—por lo menos al principio— para asegurarse de que tanto su organismo como su cerebro sigan creciendo bien y de que cuenta con la energía suficiente para mamar de su seno. Si su bebé gana buen peso (entre 4 y 8 onzas a la semana o una libra o dos al mes) y lacta por lo menos ocho veces cada 24 horas, usted puede reducir sistemáticamente la administración de suplemento mientras mantiene o incluso incrementa la cantidad de tiempo que invierte lactando.

Eliminar entre el 5 y el 10 por ciento de la fórmula de su bebé por vez es más que suficiente. Si su bebé se alimenta ocho veces en 24 horas y cada porción es aproximadamente de 7 onzas y 1/2, la toma total es de 60 onzas. Por lo tanto, usted puede eliminar sin preocuparse entre 3 y 6 onzas de fórmula. Le recomendamos que reparta esto entre varias sesiones de alimentación. Por ejemplo, puede darle a su bebé entre 1/2 y una 1 onza menos en seis de sus sesiones de alimentación y dejar las otras como están.

Muchas madres que producen más leche temprano por la mañana (debido a los niveles de prolactina más altos por la noche) prefieren reducir más el suplemento durante dicho período. Reducen entre 1 y 2 onzas cada una de tres sesiones de alimentación por las mañanas. Algunas madres pueden lactar un par de veces exclusivamente al principio del día o durante la noche y agregar un suplemento para las demás sesiones de alimentación.

No hay una forma correcta o incorrecta de combinar la leche materna con el suplemento. Lo que es más importante es reducir paulatinamente el suplemento y comprobar el peso de su bebé, así como la cantidad de pañales mojados y sucios, con frecuencia. Independientemente de cuál sea la fuente principal de alimentación de su bebé, necesita ver por lo menos seis pañales mojados cada día y una o más evacuaciones, dependiendo de la edad de su bebé (vea las páginas 32–33).

Si su bebé tiene una racha de crecimiento repentina, es posible que tenga que retrasar las reducciones adicionales o incluso incrementar un poco el suplemento. Esto no significa que usted esté produciendo menos leche, sino simplemente que las necesidades de su bebé han aumentado más rápidamente que su suministro de leche. Con un poco de paciencia y atención a la estimulación para que mame frecuentemente, se pondrá a la altura de las necesidades de su bebé y podrá eliminar más suplemento de fórmula.

Este proceso puede ser rápido o requerir muchas semanas. Algunas madres —especialmente las que lactan bebés adoptados—pueden eliminar por completo el suplemento solamente después de que sus bebés estén comiendo alimentos sólidos. Para estas madres es toda una hazaña, pero con la introducción de alimentos sólidos a los 6 meses de edad, su experiencia de lactancia se parece más y más a la de las madres con hijos naturales.

Galactagogas

Desde los primeros tiempos, muchas culturas han adoptado alimentos y plantas que "producen" leche. A este tipo de alimentos y plantas se las llama *galactagogas*.

Hay pocas pruebas de que este tipo de alimentos y plantas ayuden a incrementar la producción de leche, pero a veces solamente la creencia de que son propicias es suficiente para convencer al cerebro (glándula pituitaria) para que produzca más leche. Las primeras clínicas de relactación de África solían decirles a las madres que tomaran leche (una costumbre inusual para los adultos de esa región), prometiendo que esto haría que su leche fluyera como el río Nilo. Esta costumbre era solamente parte de un programa de apoyo que permitía a estas mujeres reanudar la lactación para sus bebés.

En Europa, muchas madres que lactan creen firmemente que los tés especiales para lactancia son vitales para obtener un buen suministro de leche. Muchos de sus ingredientes no han demostrado tener ningún efecto y en algunos casos—especialmente la menta—ocurre el efecto contrario, es decir, la producción de leche disminuye. Solamente unas pocas galactagogas usadas comúnmente han sido investigadas. Todas ellas actúan sobre la glándula pituitaria a fin de incrementar la producción de prolactina y estimular la de leche. Entre las que parecen ser útiles figuran las siguientes:

- fenogreco—una planta usada antiguamente por los granjeros para incrementar la producción de leche de sus vacas.

- clorpromazina—un medicamento antisicótico

- metoclopramida—un medicamento contra las náuseas

- donperidona—un medicamento contra las náuseas

Los datos de investigación con respecto a la relactación y/o lactación inducida son limitados. Actualmente, la donperidona y la metoclopramida parecen ser las más eficaces, pero se recomienda precaución. El uso de metoclopramida incluso por breves períodos de tiempo puede causar depresión y, aunque se conocen escasos efectos secundarios con la donperidona, la Administración de Alimentos y Medicamentos (FDA en Estados Unidos) ha emitido advertencias acerca del uso de donperidona en las madres que lactan. La donperidona se ha usado en el caso de madres con bebés prematuros para ayudarlas a mantener e incrementar la producción de leche durante períodos de tiempo prolongados hasta que sus bebés puedan mamar efectivamente. Se recomienda que hable con su médico antes de tomar ningún medicamento.

Algunas madres adoptivas han participado en un programa en el que se administra estrógeno, progesterona y donperidona antes de recibir al bebé, con uso continuado de la donperidona después. Los informes iniciales de las madres son entusiastas, aunque la producción de leche se considera similar a la reportada por madres que no han tenido ninguna intervención médica. Las madres que cuentan con buen apoyo comunitario y médico también han demostrado producir tanta leche—con o sin el uso a corto plazo de clorpromazina o metoclopramida.

En estos momentos no se sabe de otras formas que garanticen la producción abundante de leche en las madres que quieren relactar o inducir la lactación. Las mujeres que viven en culturas donde la creencia es que cualquier mujer con senos puede lactar parecen tener una ventaja psicológica tanto en la relactación como en la lactación inducida. Pero existen muchas excepciones a esta regla. Para la madre que quiere que su bebé vuelva a lactar y que cuenta con el suficiente apoyo de la gente que forma parte de su vida, ciertamente merece la pena esforzarse y ver lo que pasa.

Cuando se decide no lactar

Es posible que usted decida por distintas razones que no quiere seguir esforzándose en relactar o inducir la lactación. Es posible que su bebé haya estado descontento con los intentos que ha hecho para que lacte, o tal vez sus esfuerzos le han impedido poder disfrutar de su bebé o quizás no cuenta con el tipo de apoyo que necesita para continuar. Al sentirse defraudada, es posible que se sienta fracasada como madre o que sienta que le ha fallado a su bebé.

Nada de eso es cierto. Al intentar relactar o inducir la lactación—especialmente en una cultura donde la lactancia no es la norma—usted ya ha demostrado su compromiso por el bienestar de su bebé, tanto físico como psicológico. Y puesto que usted es tan consciente de las necesidades de su bebé, es posible que vea claramente que el gozo que comparten está siendo secundario a la lactancia. A veces, lo mejor para la relación entre usted y su bebé es dejar de lactar, dejar de preocuparse por producir leche y concentrarse en su papel de madre.

Si a su bebé le gusta mamar, pero hay poca o ninguna leche, usted puede seguir alimentándolo con un suplemento o pasar a un biberón y seguir dándole el seno para calmarlo y darle cariño.

Si su bebé está descontento con el seno, tal vez lo mejor es darle el biberón. Todavía puede seguir incorporando muchas de las cosas que ha aprendido de la lactancia.

- Déle siempre el biberón en sus brazos, para que alimentarlo siga siendo una experiencia social y una oportunidad de que usted y su bebé estén cerca.

- Preste atención a las señales de que su bebé tiene hambre, de la misma forma que si estuviera lactando. Adminístrele fórmula cuando lo pida para que su bebé aprenda a reconocer—y actúe consecuentemente—los indicios de que tiene hambre o está lleno. Nunca lo presione para tomar hasta la última gota del biberón.

- Use un chupón o pezonera que haga que su bebé abra bien la boca. Esto promueve el desarrollo de sus músculos faciales.

- Utilice una pezonera o chupón con un pequeño agujero, para que su sesión dure entre 20 y 30 minutos. Si su bebé todavía quiere chupar después, siga abrazándolo y déle un chupete.

- Cambie de lado para seguir promoviendo el desarrollo de la coordinación entre el ojo y la mano de su bebé. Es posible que esto requiera cierta práctica, ya que usted, como la mayoría de los adultos tiene un lado favorito.

- El bebé que se alimenta con biberón todavía necesita el contacto de piel a piel. Asegúrese de que tenga la oportunidad de tocarla—su cara, sus brazos, incluso su seno—mientras come. Desvístalo un poco para que pueda acariciarle los brazos y las piernas. Tomar un curso de masaje para bebés también puede ser útil. Bañarse juntos es otra forma de asegurarse de que su bebé recibe el suficiente contacto piel a piel cada día.

- Mantenga al bebé que alimenta con biberón cerca de usted usando un carrier durante el día y compartiendo la misma cama—o por lo menos la misma habitación—con él por la noche. Se ha demostrado que los bebés que reciben este tipo de atención lloran mucho menos.

■ Hable con alguien de confianza acerca de lo defraudada y triste que se siente de que la lactancia no fuera la experiencia que estaba esperando. Expresar estos sentimientos—y luego dejar que desaparezcan— beneficiará la relación con su bebé.

■ Disfrute de su bebé, demuéstrele que lo ama y tenga en cuenta que la lactancia, dure lo que dure, es solamente un episodio en una larga vida juntos.

13

Cómo lactar a un bebé con ictericia

La ictericia es una afección en la que los ojos y la piel se vuelven amarillos. La ictericia se produce cuando hay demasiada bilirrubina en la sangre. Durante el embarazo, los bebés necesitan más glóbulos rojos para satisfacer sus necesidades de oxígeno. Después de nacer, estos glóbulos rojos se rompen y la bilirrubina pasa a la sangre. El hígado filtra la bilirrubina de la sangre y la extrae del organismo a través de las heces. El hígado de un bebé no funciona completamente hasta días o semanas después de haber nacido y por lo tanto es difícil incluso para un bebé nacido a término eliminar las grandes cantidades de bilirrubina que se acumulan después del nacimiento.

El meconio es un material oscuro y alquitranado que se encuentra en el intestino inferior de los recién nacidos. Contiene un promedio de 450 mg de bilirrubina. La eliminación pronta de meconio evita que la bilirrubina sea reabsorbida por la sangre, con lo que disminuye el riego de contraer ictericia. Cuando las reglas o rutinas limitan la frecuencia o la duración de las lactancias, los bebés evacuan menos y los niveles de bilirrubina se incrementan. Los altos niveles de bilirrubina pueden destruir la células del cerebro y ocasionar daños permanentes.

La ictericia se da en entre un 50 y 75 por ciento de los bebés nacidos a término y en un 75 por ciento de los bebés prematuros. Puesto que la ictericia en el recién nacido que lacta es un problema común, complejo y mal entendido, el tratamiento del lactante con ictericia a menudo es causa de confusión y preocupación para los padres. Además de que los ojos y la piel se vuelvan amarillos, muchos de estos bebés con ictericia duermen mucho y no lactan bien.

Ictericia fisiológica. La ictericia fisiológica suele producirse a los 3 días de nacimiento y desaparece en 10 a 12 días. Estudios recientes no han constatado ninguna diferencia en los niveles de bilirrubina entre los bebés que se alimentan con el seno y los que se alimentan con biberón. Sin embargo, la lactancia puede causar que los niveles de bilirrubina permanezcan altos durante largos períodos de tiempo.

Aunque son muchos los médicos que cuestionan la necesidad de tratar a los bebés que se alimentan con leche materna y que tienen ictericia fisiológica, otros médicos recomiendan administrar un suplemento de agua o fórmula, la fototerapia o bien interrumpir la lactancia por un período breve. Hable de las distintas posibilidades con el médico de su bebé a fin de evitar malentendidos innecesarios.

La fototerapia (tratamiento de luz) implica el uso de fuentes de luz fluorescente o de fibra óptica. Cuando un bebé se expone a una fuente de luz, su nivel de bilirrubina baja. Si se utiliza una luz artificial de techo, se recomienda colocar una pequeña máscara en los ojos de su bebé. Si coloca su bebé encima de una fuente de luz, no es necesario utilizar una máscara. La fototerapia aumenta las necesidades de ingerir fluidos de su bebé, de modo que no se olvide de lactar con frecuencia, cada 1 a 3 horas.

Los bebés con ictericia, especialmente los que reciben fototerapia, suelen dormir más, de modo que necesitará despertarlos para que se alimenten. (Vea "Cómo despertar a un bebé dormilón", p. 29.)

Ictericia patológica. La ictericia patológica tiene como causa la incompatibilidad de sangre o una enfermedad hepática. La ictericia patológica difiere de la fisiológica, en el sentido de que la patológica se produce a las 24 de nacer el bebé, y el nivel de la bilirrubina puede aumentar rápidamente. Se necesita inmediata atención médica.

Ictericia por leche materna. La causa de este tipo de ictericia no está clara. Es posible que exista una sustancia en la leche de algunas mujeres que hace que sea difícil para el bebé eliminar la bilirrubina de la sangre. La ictericia por leche materna aparece después de los 5 a 7 días de nacer. El nivel de bilirrubina suele llegar al máximo alrededor de los 10 a 14 días. Dicho nivel puede permanecer elevado por varias semanas o meses. Si sigue aumentando, es posible que el pediatra recomiende administrar la leche de un donante o la fórmula en dos o más lactancias durante 1 ó 2 días. Asimismo, en casos muy poco frecuentes, es posible que tenga que interrumpir la lactancia durante 24 horas y extraer la leche manualmente o con una bomba sacaleche. Debido a que cada una de estas opciones puede interferir en la continuidad de la lactancia, convérselas a fondo con el pediatra.

Ictericia por lactancia. La ictericia por leche materna no debe confundirse con la ictericia por lactancia. La ictericia durante la lactancia se produce cuando los bebés no se alimentan lo suficiente y surge entre los 3 y 5 días después del nacimiento. Lacte a su bebé en cuanto muestre indicios de hambre, cada 1 a 3 horas, durante el día y cada 2 a 3 horas durante la noche, o por lo menos ocho veces por cada período de 24 horas. Cuando hay pocas lactancias, hay menos evacuaciones y aumentan las posibilidades de contraer ictericia.

A veces, es fácil identificar la causa de la ictericia. Con frecuencia es necesario un examen médico más exhaustivo. La ictericia que se produzca después de que su bebé deje el hospital debe reportarse al pediatra inmediatamente.

Cómo prevenir la ictericia

■ Comience a lactar tan pronto como sea posible después de dar a luz. El calostro en un laxante natural que causa el movimiento de los intestinos (evacuaciones). Las evacuaciones tempranas y frecuentes eliminan la bilirrubina del organismo.

Tabla 5. Ictericia en el recién nacido

TIPO Y FRECUENCIA	SEÑALES	COMIENZO
Ictericia fisiológica ■ Afecta al 50-75 por ciento de los recién nacidos	La piel y los ojos se vuelven amarillos	3 días después de nacer
Ictericia patológica ■ Muy poco frecuente	La piel y los ojos se vuelven amarillos Es posible que el bebé duerma mucho y coma poco	A las 24 horas de nacer
Ictericia durante la lactancia ■ Afecta al 1-2 por ciento de los recién nacidos que lactan	La piel y los ojos se vuelven amarillos El bebé está: ■ alerta y activo ■ lacta un mínimo de ocho veces cada 24 horas ■ aumenta de peso paulatinamente ■ evacua un mínimo de cuatro veces al día	5-7 días después de nacer
Ictericia durante la lactancia ■ Varía	Los ojos y la piel se vuelven amarillos El bebé está: ■ dormilón ■ lacta menos de ocho veces cada 24 horas ■ pierde más del 5-7 por ciento del peso que tenía al nacer ■ evacua menos de cuatro veces al día	3-5 días después de nacer

- Lacte por lo menos ocho veces cada 24 horas. Las lactancias frecuentes producen más evacuaciones, lo que incrementa la expulsión de la bilirrubina y disminuye las posibilidades de contraer ictericia. Después del primer día, espere por lo menos tres evacuaciones al día durante los 3 días siguientes y por lo menos cuatro evacuaciones al día durante las 4 semanas siguientes.

- Lacte bien en el primer seno antes de ofrecer el segundo. Esto producirá lactancias ricas en calorías y grasas que, a su vez, incrementarán el número de evacuaciones reduciendo el nivel de bilirrubina y el riesgo de contraer ictericia.

- Evite los suplementos de agua o fórmulas. Siempre y cuando cuente con un buen suministro de calostro o leche materna y su bebé esté lactando por lo menos ocho veces cada 24 horas y evacuando un mínimo de cuatro veces al día, siga lactando, ya que eso es todo lo que necesita su bebé.

DURACIÓN	CAUSA(S)	TRATAMIENTO
10-12 días	Descomposición del exceso de glóbulos rojos Hígado inmaduro del recién nacido	Lactar por lo menos ochos veces cada 24 horas Comprobar nivel de bilirrubina cuando sea necesario
Los niveles de bilirrubina aumentan rápidamente y siguen incrementándose hasta que empieza el tratamiento médico	Incompatibilidad sanguínea (ABO, Rh) Enfermedad hepática	Evaluación médica Lactar por lo menos ocho veces cada 24 horas Fototerapia Transfusión de sangre
Los niveles de bilirrubina llegan al máximo 10 a 14 días después del nacimiento y pueden permanecer altos durante varias semanas o meses	Se desconoce; tal vez algo en la leche de la madre	Lacte por lo menos ocho veces al día 24 horas Compruebe regularmente el nivel de bilirrubina Si sigue aumentando después de 14 días: ■ Comenzar fototerapia ■ Alternar lactancias con leche de donante o fórmula ■ Interrumpir la lactancia durante 24 horas
El nivel de bilirrubina seguirá aumentando hasta que el bebé se alimente adecuadamente	Alimentación insuficiente por realizar menos de ocho lactancias cada 24 horas Alimentación insuficiente por limitar la duración de las lactancias (la madre decide cuánto comer) Poca producción, bajada o transferencia de leche materna Evacuaciones inadecuadas	Lactar por lo menos ocho veces cada 24 horas Lactar tanto como lo necesite el bebé (el bebé decide cuánto comer) Confirmar señales de producción, bajada y transferencia de la leche Administrar un suplemento si es necesario con leche materna o fórmula

14 Cómo lactar a un bebé con historial familiar de alergias

Los padres que tienen un historial personal o familiar de enfermedades alérgicas, como asma, fiebre del heno, rinitis alérgica, infecciones crónicas del oído o eczema deberán tener en cuenta seriamente lactar a sus bebés. Esto es especialmente importante si ambos padres sufren de enfermedades alérgicas o han tenido anteriormente un hijo con problemas de alergia.

Lactar por lo menos durante el primer año puede reducir la incidencia de síntomas alérgicos (gases, diarrea, vómitos, inquietud y alergias de la piel) y el desarrollo de sensibilidad a las comidas, así como las infecciones del aparato respiratorio superior en los bebés susceptibles. La introducción temprana de alimentos que no sean la leche humana también incrementa el riesgo de alergias a los alimentos. Se recomienda dar solamente leche humana durante los primeros 6 meses. Deben tratar de evitarse todos los suplementos de fórmula y alimentos sólidos.

Cuando se introducen alimentos que no sean la leche humana, estos nuevos alimentos deben agregarse de uno en uno y con intervalos semanales. Esto le permitirá identificar claramente qué alimentos producen síntomas de alergia.

La leche de vaca, los huevos, los cacahuetes, la mantequilla de cacahuete y el trigo deben evitarse por completo durante el primer año de vida. Después del primer año, pueden agregarse leche de vaca y trigo, pero los huevos deben evitarse hasta que el bebé cumpla 18 meses y los cacahuetes y la mantequilla de cacahuete hasta que cumpla 3 años. Con esto no se elimina por completo la sensibilidad hacia ciertos alimentos, pero disminuirán las probabilidades de dicha sensibilidad. Nuestra comprensión de las enfermedades alérgicas está cambiando constantemente. Lo mejor es hablar con el médico de su bebé antes de introducir cualquier alimento que no sea la leche humana.

Si debe usarse una fórmula para bebés, evite las fórmulas que contengan leche de vaca y use las que contengan soya. Para los bebés extremadamente sensibles—o si se dan síntomas graves y no es posible lactar o no hay disponible leche humana—el médico de su bebé puede sugerir una fórmula hipoalergénica (que no cause alergias).

De vez en cuando, los bebés que lactan exclusivamente desarrollan ciertas alergias. Las proteínas alimenticias se encuentran en la leche humana en pequeñas cantidades. Para los bebés extremadamente susceptibles, estas proteínas pueden darse en cantidades suficientes para causar síntomas de alergia. A fin de identificar la causa de estos síntomas, debe restringirse la dieta de la madre.

Los alimentos que come la madre y que más a menudo causan reacciones alérgicas en el bebé son la leche de vaca, los huevos, las nueces y el trigo. Debe eliminar estos alimentos de su dieta, por lo menos durante 3 semanas, y luego volver a introducirlos, uno por uno, con 5 a 7 días de intervalo. No es muy probable que todos los alimentos sean causa de los síntomas alérgicos. Al volver a introducir los alimentos uno por uno, debería ser posible determinar qué alimentos son la causa.

Si con la dieta restringida no se mejoran los síntomas de su bebé, su dieta puede volver a la normalidad de inmediato y hay que consultar a un médico. Si los síntomas de su bebé son graves, debería consultarse a un panel de especialistas en alergias antes de volver a introducir los alimentos.

Los siguientes consejos complementan al uso de la leche humana para lograr que sean menos los síntomas alérgicos de los niños.

- Reduzca la exposición al polvo y a los ácaros en el hogar. Cubra sus colchones con una cubierta que prevenga los ácaros y limite el uso de moqueta en la casa. Cambie los filtros de la calefacción y el aire acondicionado con frecuencia.

- Evite traer a la casa animales con pelo y plumas durante los primeros 5 años de vida del niño. Es mucho más fácil negarle un animal doméstico que tener que deshacerse de uno que ya forma parte de la familia. Si un animal doméstico ya forma parte de la familia, su presencia temprana puede hacer que disminuya el riesgo de alergias relacionadas con la presencia de animales doméstico. Consulte con su médico o con el pediatra antes de agregar o prescindir de un animal doméstico.

- Mantenga a los bebés y a los niños en un ambiente sin humo. Esto incluye los hogares de amigos y familiares, así como los automóviles. La exposición temprana y crónica al humo está asociada con un incremento en la incidencia de enfermedades respiratorias y es un desencadenante de asma.

■ Evite los lugares donde haya muchos niños, tales como guarderías y preescolares. La exposición temprana y excesiva a infecciones virales puede ser la causa de enfermedades crónicas como las infecciones del oído y el asma. Las enfermedades virales tempranas y frecuentes pueden aumentar el porcentaje de anticuerpos alérgicos. Si es necesario llevar al niño a una guardería o preescolar, elija uno donde no haya muchos niños para reducir los posibles problemas.

Lactar, controlar el medio ambiente, evitar la presencia de animales y humo y tener una buena dieta no evitan las alergias. Sin embargo, en muchos casos, se pospone el desencadenamiento de síntomas por años y se limita la gravedad de los mismos. Con esto, permitirá que su bebé crezca y sea más fuerte para hacer frente a estos síntomas si los desarrolla.

La ciencia ha demostrado una y otra vez que los bebés que lactan, tanto alérgicos como no, contraen menos infecciones agudas y tienen menos riesgos de contraer enfermedades crónicas, además de responder mejor a las inmunizaciones. La leche humana es sin lugar a dudas el mejor alimento para todos los bebés.

15 Cómo lactar después de una cirugía del seno

Algunas mujeres que han tenido cirugía en los senos pueden lactar por completo (sin necesidad de administrar suplementos de fórmula) mientras que otras no pueden. Su capacidad de lactar dependerá de dónde se encuentra la incisión, de la cantidad de tejido extraído del seno, y de si algunos nervios, vasos sanguíneos o conductos lactíferos sufrieron daños durante el proceso. Si la incisión quirúrgica se encuentra cerca del pezón y la areola, es más posible que haya daños. Mientras usted piensa en sus objetivos de lactancia, es importante recordar que cualquier cantidad de lactancia le beneficia a usted y a su bebé.

La operación más común del seno es el implante quirúrgico (colocación de implantes), la reducción (extracción de tejido del seno), la tumorectomía (extirpación de un tumor en el seno) y la masectomía (extirpación de un seno).

Cirugía de implantes de seno

Los implantes de seno se llevan a cabo para aumentar el tamaño de un seno existente o bien para formar un nuevo seno después de haber sido extraído otro. Muchas mujeres con implantes lactan por completo, aunque existen más problemas durante la lactancia en las mujeres con implantes que en las que no los tienen. A veces las incisiones tienen lugar alrededor o cerca de la areola por razones estéticas. Este tipo de incisiones son más propensas a dañar permanentemente los conductos lactíferos, nervios y vasos sanguíneos.

Puesto que la lactancia es tan beneficiosa, se anima a las mujeres con implantes a que también lacten. Si le preocupan las condiciones de sus implantes, hable con su médico acerca de hacer un examen de resonancia magnética (MRI). Este examen puede mostrar si los implantes están intactos o tienen fugas.

Si tiene planeado ponerse implantes, informe primero a su médico que le gustaría preservar su capacidad de lactar lo más posible. Los implantes están rellenos normalmente de silicona o una solución salina (agua salada). Independientemente del tipo de implante que tenga, pueden surgir complicaciones. Antes de ponerse implantes, tenga en cuenta lo siguiente:

■ Puede haber complicaciones de este tipo: dolor, infecciones, ruptura, fugas y contracción capsular.

■ Su capacidad de lactar puede verse afectada.

■ Será más difícil efectuar exámenes de los senos.

■ Los implantes raramente duran toda la vida. Seguramente necesitará más cirugía para que le reparen, reemplacen o extraigan los implantes.

■ La cirugía para poner implantes y/o su tratamiento debido a complicaciones no está cubiertas por su seguro médico.

Implantes de silicona

Los implantes rellenos de gel de silicona se usaron por primera vez a principios de los años 60. Solamente en los Estados Unidos, más de 2 millones de mujeres recibieron implantes de silicona. En 1992 los implantes de silicona se retiraron del mercado después de que varios estudios reportaran un posible vínculo entre dichos implantes y las enfermedades autoinmunes, una condición en la que el sistema inmunológico del organismo ataca al mismo organismo. Desde entonces, los investigadores han estudiado los efectos de los implantes de silicona en las mujeres y en los niños que lactan y no han encontrado pruebas de que haya un incremento en los casos de cáncer de mama o enfermedades autoinmunes. Debido a las inquietudes constantes acerca de la seguridad de los implantes de silicona, la FDA ha determinado que estos implantes deben usarse solamente en mujeres que hayan participado en estudios aprobados.

Implantes de soluciones salinas

Los implantes de soluciones salinas se consideran seguros y más eficaces y han sido aprobados por la FDA para que los usen todas las mujeres.

Cirugía para reducir el tamaño de los senos

Si sus senos eran muy grandes y experimentaba dolor físico o emocional debido a su tamaño, es posible que haya decidido reducirlos por medio de una intervención quirúrgica. Cuando se extrae una gran cantidad de tejido del seno, los pezones y las areolas a veces se vuelven a colocar en los nuevos senos. Los conductos lactíferos, los nervios y vasos sanguíneos a menudo salen dañados en este proceso. Este tipo de daño puede causar un entumecimiento del seno y el pezón que es posible que no desaparezca. Esta pérdida de sensación puede afectar su capacidad de lactar, así como su respuesta sexual.

Las mujeres que han experimentado una reducción del seno por medio de cirugía, a menudo encuentran que su producción de leche es limitada. Si se sometió a una cirugía para reducir el tamaño de sus senos, todavía puede lactar, pero es posible que tenga que administrar un suplemento de leche humana o fórmula si su bebé no gana suficiente peso. Informe al pediatra de que ha tenido reducción de senos y compruebe el peso de su bebé con frecuencia durante los primeros meses.

Tumorectomía

La extracción del bulto de un seno casi nunca afecta la lactancia a menos que la incisión esté cerca del pezón o la areola. Si se encuentra un bulto canceroso mientras lacta y es necesaria radioterapia o quimioterapia, es posible que tenga que dejar de lactar.

Mastectomía

El cáncer de mama se produce en las mujeres de todas las edades y es una de las razones más probables de extracción del seno. Los tratamientos del cáncer de mama incluyen la extracción del bulto, de todo el seno, la radioterapia y la quimioterapia. Si solamente se extrae un seno, usted puede lactar con el otro seno.

Tomando una decisión

Hable con su médico (cirujano) antes de someterse a cualquier intervención quirúrgica de su seno. Comente los beneficios e inquietudes. Aunque su médico hará todo lo posible por salvaguardar su capacidad de lactar, es posible que después de la intervención usted sea incapaz de lactar por completo y que tenga que usar suplementos de fórmula. Mientras usted ajusta sus objetivos de lactancia, es posible que la ayude recordar que cualquier cantidad de lactancia beneficia a su bebé. Así que disfrute de este tiempo juntos.

16 Combinar la lactancia y el trabajo

Muchas madres que trabajan fuera del hogar siguen lactando. Se requiere un poco más de planificación, pero los beneficios merecen la pena (vea "Beneficios de la lactancia", p. 1).

- La lactancia hace que la madre y el bebé estén cerca incluso cuando están separados.

- La leche materna promueve la salud de su bebé (especialmente de aquellos que van a la guardería).

- Las madres de bebés sanos faltan menos al trabajo, pierden menos ingresos y tienen que preocuparse menos porque sus bebés están enfermos.

- La lactancia ahorra dinero; las madres que lactan no tienen que gastar mucho comprando fórmulas o alimentos que reemplacen su leche.

Muchas madres no se dan cuenta de lo fácil que es combinar la lactancia con el trabajo, de modo que interrumpen la lactancia en cuanto regresan al trabajo. Sin embargo, el número de madres trabajadoras aumenta, y los empleadores apoyan más la lactancia. En el pasado, eran muy pocos los empleadores que consideraban beneficiosa la lactancia, pero hoy día se dan cuenta de cómo esto puede ayudar a su negocio. La lactancia y el trabajo son una situación ventajosa para la madre, el bebé y la empresa en la que trabaja.

Aspectos clave a tener en cuenta

Para planear cómo combinar la lactancia con su trabajo, he aquí algunos
puntos clave a tener en cuenta:

■ ¿Cómo tiene pensado alimentar a su bebé cuando regrese del trabajo?

■ ¿Cómo extraerá la leche o alimentará a su bebé durante las horas
de trabajo?

■ ¿Cómo cumplirá sus obligaciones laborales y atenderá sus necesidades
de lactancia?

■ ¿Cómo combinará su empleo con las tareas del hogar?

Comience a planear desde el embarazo

Informe a su empleador de que está embarazada en cuanto sea posible.
Dedíquese a saber cuáles son las normas de maternidad de la compañía, los
beneficios o prestaciones y las opciones de trabajo. Discuta estas opciones
con su empleador y sugiera nuevas opciones si es necesario.

■ ¿Cuánto tiempo dura su excedencia por maternidad? ¿Cobra o no
mientras tanto? ¿Cuánto tiempo de excedencia puede tomar sin perder su
puesto de trabajo? ¿Su país, estado o gobierno local cuentan con alguna
ley de excedencia médica para la familia? (Algunas leyes ofrecen hasta 12
semanas de excedencia no pagada por maternidad.)

■ ¿Cuántas horas a la semana deberá trabajar cuando regrese?

■ ¿Ofrece su compañía opciones de trabajo tales como flexibilidad de
horarios (ajustar la hora en que empieza y termina su trabajo), compartir
el puesto de trabajo (compartir un trabajo de tiempo completo con otra
persona), trabajo a tiempo parcial, semana de trabajo intensiva (menos
días con más horas diarias) o trabajar desde el hogar?

■ ¿Las normas de la compañía le permiten ausentarse del trabajo por unas
horas o tener el bebé en el trabajo todo o parte del día?

■ ¿Ofrece su empresa una guardería? De no ser así, ¿se trata de una opción
que la compañía pueda tener en cuenta?

■ ¿Tiene su compañía una política sobre lactancia o sobre la extracción de
leche materna en el lugar de trabajo? ¿Su compañía proporciona bombas
sacaleche o salas dónde lactar? ¿Ofrece su compañía tiempo y apoyo a
las empleadas para lactar o extraer la leche durante el horario laboral?
(Esto es sumamente importante.)

Decida cuándo va a regresar al trabajo

Una vez que sepa cuáles son las normas de la empresa para la que trabaja, reflexione acerca de sus opciones. Cuánto más tiempo pasen juntos usted y su bebé, más estable será su suministro de leche. Además, cuánto mayor sea su bebé cuando regrese al trabajo, menos tendrá que bombear durante la jornada laboral. Es mejor que deje de trabajar el mayor tiempo posible. El que regrese al trabajo después de 6 semanas, 6 meses o 6 años dependerá de sus necesidades y sus circunstancias particulares. Para muchas madres la decisión de regresar al trabajo no es una opción sino una necesidad. Las madres que cuentan con fuentes de ingresos limitadas y no cobran durante la excedencia tienen que volver al trabajo lo antes posible.

Decida cuántas horas a la semana le gustaría trabajar y cuándo

Las madres que pueden regresar a su trabajo a tiempo parcial, encuentran que es más fácil trabajar y lactar. Un horario a tiempo parcial brinda la oportunidad de descansar y de cuidar de su bebé, con lo que es más fácil volver a trabajar. Algunas madres que regresan a sus trabajos de tiempo completo pueden adaptar inmediatamente sus horarios para que sean más flexibles y tener más tiempo durante el día para extraer o lactar. Otras, en cambio, adoptan un horario intensivo, manteniendo sus trabajos de tiempo completo pero enferiores a 5 días. Suelen trabajar 40 horas a la semana con 4 días de 10 horas de trabajo diarias o 3 días de 13 horas al día.

Decida dónde y cuándo puede extraer o lactar durante las horas de trabajo

Si tiene pensado regresar a su empleo poco después de nacer su bebé y desea extraer leche o lactar en el lugar de trabajo, piense dónde y cuándo lo hará. No sabrá cuánto tiempo tardará en extraer leche o lactar hasta después de haber nacido su bebé y haber tenido la oportunidad de practicar, pero puede hacer planes con anticipación. Busque sitios en el lugar de trabajo donde pueda extraer la leche o lactar, ya sea un despacho, un consultorio o una guardería. Es posible que tenga que ser creativa al buscar un espacio, privacidad y confort.

Si tiene planeado usar una bomba sacaleche, averigüe si su empresa la proporciona o pídala como regalo para el bebé.

Decida quién va a cuidar de su bebé durante las horas de trabajo

Elegir una buena guardería es una tarea importante. Aunque el precio y la comodidad son importantes, encontrar a alguien en quien pueda confiar y que entienda y apoye la lactancia es aún más importante. Las opciones de guardería son traer a su bebé consigo al trabajo, dejar a su bebé con una persona, ya sea en su propio hogar o en el de la persona que lo cuida, llevarlo a una guardería o hacer arreglos de horarios para que uno de los padres siempre esté libre para cuidar de su bebé.

Si tiene pensado lactar a su bebé durante las horas de trabajo, elija una persona o una guardería que estén cerca de su trabajo o pida que le traigan a su bebé para que lo alimente.

Cuando entreviste a posibles candidatos para que cuiden de su bebé, pregunte cuáles son sus normas acerca de los bebés lactantes. Elija a alguien que entienda y apoye la lactancia y que tenga licencia o esté certificado (especialmente si está considerando un parvulario). Tómese el tiempo necesario para entrevistar a los posibles candidatos y haga por lo menos una visita imprevista. Usted necesita saber que su bebé está recibiendo la atención que quiere.

Elija a una guardería que:

- proporcione un lugar limpio y seguro para su bebé

- fomente la lactancia en el lugar cuando usted deje o recoja a su bebé, así como durante el día

- cuente con personal capacitado que tenga experiencia en el cuidado de niños y que le ayude a cumplir con las necesidades especiales de su bebé.

- esté cerca de donde trabaja, si puede ausentarse del trabajo para alimentar a su bebé

- sepa cómo manejar con seguridad su leche materna exprimida y alimentar con ella a su bebé

Si tiene una guardería en su lugar de trabajo, informe a la empresa de lo mucho que valora este beneficio o prestación para el empleado. Si no la tiene, obtenga información de otras compañías que sí proporcionan este servicio y compare la información con la de su empleador.

Busque el apoyo de su empleador, supervisor, y compañeros de trabajo

Antes de que comience su excedencia por maternidad, comente sus ideas con su supervisor y compañeros de trabajo. Anímelos a que apoyen sus esfuerzos para lactar una vez que regrese al trabajo. Intente que se comprometan a prestar su apoyo por escrito. Algunas de las ideas para fomentar y mantener el apoyo del empleador son:

- Hablar con otras madres trabajadoras que lactan acerca de sus situaciones en el lugar de trabajo. Si han tenido experiencias buenas, trate de que sus supervisores discutan los arreglos pertinentes con la empresa. Algunas veces, los empleadores son más propensos a seguir ideas que otros ya han iniciado con éxito, en vez de ser ellos los pioneros.

- Comparta datos y publicaciones acerca de cómo la lactancia puede favorecer a la empresa. Por ejemplo, los bebés que lactan se enferman con menor frecuencia aunque vayan a una guardería. Menos enfermedades de su bebé, significan menos ausencias por su parte y mayor productividad para la compañía. Un estudio ha demostrado que las madres que no lactan se ausentan del trabajo 3 veces más a menudo (por enfermedades del bebé) que las madres que lactan.

- Averigüe de qué formas puede satisfacer las responsabilidades de su empleo mientras extrae leche o lacta, para que el supervisor de la empresa y los compañeros de trabajo se pongan de acuerdo en que está cumpliendo con su parte.

Cuide de usted y de su bebé durante su excedencia por maternidad

Disfrute a pleno este fabuloso tiempo con su bebé. Lacte pronto y a menudo. Con esto ayudará a que su bebé aprenda buenas prácticas de lactancia y a que usted establezca un buen suministro de leche. Evite los chupetes, biberones o alimentos que no sean la leche materna durante las primeras 4 semanas después de nacer. Esos alimentos podrían confundir a su bebé y hacer que disminuya el suministro de leche.

Aprenda a extraer y a guardar su leche materna

Si tiene pensado darle a su bebé leche materna durante su horario de trabajo, tendrá que aprender a extraer y a guardar la leche.

Puede practicar la extracción manual, tan pronto como aumente su suministro de leche, de 5 a 7 días después de dar a luz. Puede comenzar también a usar una bomba sacaleche manual o una que funcione con pilas o eléctrica (vea "Cómo elegir una bomba sacaleche", p. 144). Practique cuanto antes y con frecuencia, para que tenga tiempo de aprender esta importante técnica antes de regresar al trabajo. Sus primeros intentos de extracción de leche pueden producir solamente suficiente leche para cubrir el fondo del contenedor donde la va a guardar. No se desaliente. Al igual que la lactancia exitosa, la extracción de leche exitosa se aprende con la práctica (vea "Extracción y recolección de la leche humana", p. 139).

Después de haber extraído su leche, puede guardarla prácticamente en cualquier recipiente hermético. Existen incluso algunas bolsas de plástico destinadas exclusivamente a guardar leche materna. Utilice un recipiente cuyo material no tienda a romperse, desgarrarse o volcarse en la nevera o el congelador.

Si extrae desde el principio y su bebé está lactando bien, congele su leche para utilizarla más adelante. Ponga una etiqueta con la fecha en que fue extraída. La leche materna puede guardarse en una habitación a temperatura ambiente hasta un máximo de 5 horas, en la nevera hasta un máximo de 5 días, en la sección del congelador en las neveras compactas hasta un máximo de 5 meses y en los congeladores verticales u horizontales hasta un máximo de 1 año.

A medida que crezca su bebé y se acerque el día de regreso al trabajo, almacene su leche en porciones individuales. Por supuesto que es posible que su bebé quiera un poco más o un poco menos un día en particular. Si su bebé parece más hambriento de lo normal, no dude en hacer porciones más grandes para que la guardería se las dé o bien envíe más porciones. No se olvide de modificar el tamaño de las porciones a medida que crece su bebé.

Calcule el tamaño de cada porción durante los primeros 3 meses

Durante los primeros 3 meses, los bebés comen aproximadamente 2 onzas y 1/2 cada día por cada libra que pesan. Por ejemplo, un bebé que pesa 8 libras comerá 2 onzas y 1/2 x 8 libras o sea unas 20 onzas diarias. Divida esta cantidad por el número de comidas y podrá hacer un cálculo del tamaño de cada porción individual. Si este bebé de 8 libras lacta 10 veces al día, 20 onzas ÷ 10 comidas = 2 onzas por comida.

Introduzca un nuevo método de alimentación y/o un sustituto de leche materna

Un vez que su bebé lacte bien, aproximadamente 4 semanas después de nacer, usted puede introducir un nuevo método de alimentación. Si lo hace demasiado pronto, puede confundirlo. Sin embargo, si su horario de trabajo exige que no esté con su bebé durante las horas de darle de comer, debe saber que él aceptará comida de otra fuente que no sea su seno y de alguien que no sea usted.

Con qué puede sustituirse

Dependiendo de la edad y de la capacidad de su bebé, usted puede usar leche materna extraída, fórmula para bebés o alimentos sólidos. Los médicos recomiendan sólo leche materna durante los primeros 6 meses. Si no puede darle solamente leche materna, el pediatra puede recomendarle una fórmula para bebés. Después de los primeros 6 meses, se pueden introducir poco a poco alimentos sólidos. Sin embargo, la leche materna o la fórmula para bebés todavía tendrá que formar parte de su dieta durante el primer año de vida.

Cómo administrar el sustituto

Puede usar una cuchara, taza, gotero cuchara con asa hueca, un biberón o cualquier utensilio que prefieran su bebé y su guardería. Si decide colocar el sustituto en un biberón, pruebe distintas formas y tamaños de pezón hasta que encuentre uno que su bebé acepte. Deje que sea otra persona la que le ofrezca el sustituto. Su bebé espera que el alimento que usted le da proceda del seno, no de una taza o una botella. De hecho, recomendamos que salga de la habitación cuando lo estén alimentando. Algunos bebés rechazan los sustitutos cuando la madre está presente. Pueden darle de comer el padre, la abuela, la niñera, un hermano o una hermana.

Algunas madres y bebés evitan los sustitutos invirtiendo el ciclo de lactancia. Invertir el ciclo de lactancia significa dejar que su bebé duerma durante el día mientras usted trabaja y que lacte por la tarde y la noche cuando están juntos.

Decida cómo va combinar los quehaceres del hogar con las obligaciones del trabajo

Cuando ambos padres trabajan a tiempo completo fuera de la casa, los quehaceres del hogar suelen compartirse. Aunque cocinar, limpiar, lavar la ropa, pagar las facturas, comprar comida y hacer recados toma tiempo y energía, ahora tendrá que añadir a su lista de cosas que hacer la lactancia y el cuidado de su bebé.

- Haga con su pareja una lista de todos los quehaceres del hogar.

- Decida qué quehaceres pueden dejarse para más tarde y divida el resto.

Regreso al trabajo

Durante su embarazo y excedencia materna, pudo confeccionar sus planes. Usted y su bebé han aprendido a lactar. Ahora ha llegado la hora de poner en práctica esos planes (Figura 33).

2 semanas antes de volver al trabajo

- Converse acerca de sus planes con su supervisor. Asegúrele que podrá hacer compatible su suministro de leche con su horario de trabajo diario y semanal.

- Calcule cuánto tiempo necesitará cada día laboral para levantarse, vestirse y alimentarse usted y su bebé, y el tiempo que tardará en efectuar el trayecto a la guardería y a su lugar de trabajo.

- Deje que la niñera y su bebé pasen tiempo juntos y puedan llegar a conocerse.

- Comience por establecer un horario de extracción de leche, si piensa extraer leche en el trabajo.

- Si no es posible extraer leche en el trabajo, saltee una lactancia durante el día e introduzca un sustituto para que su suministro de leche tenga la oportunidad de adaptarse. Si tiene que saltearse una segunda sesión de lactancia, espere a que transcurran de 3 a 5 días.

- Introduzca un sustituto para su bebé a la misma hora que lactaría.

- Comience a preparar comidas extra para usted y su pareja y guárdelas en el congelador.

1 semana antes de volver al trabajo

- Siga con su horario de extracción y lactancia para que sea lo más parecido posible a lo que cumplirá al regresar al trabajo.

- Deje a su bebé con la niñera unas cuantas horas, dos o tres veces a la semana, para que lleguen a conocerse.

- Haga un ensayo de su rutina matutina 1 ó 2 días durante esa semana y efectúe los cambios que crea necesarios.

- Trate de dormir mucho para estar lista a regresar al trabajo.

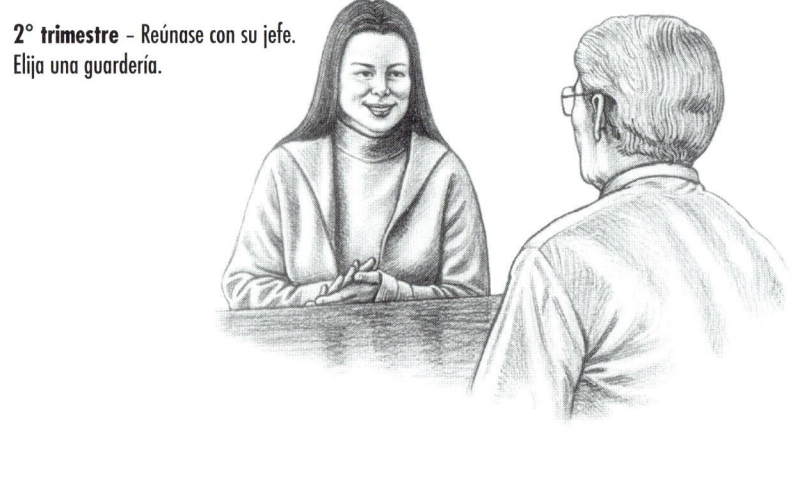

2° trimestre – Reúnase con su jefe. Elija una guardería.

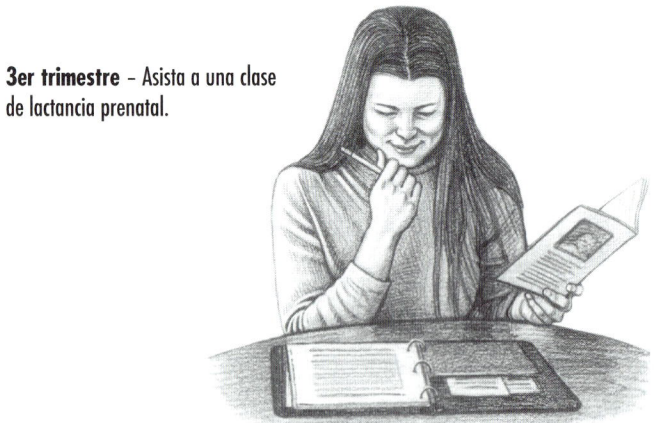

3er trimestre – Asista a una clase de lactancia prenatal.

Figura 33
Muchas madres combinan la lactancia con el trabajo. Basta con que planee por adelantado.

Cuando regrese al trabajo

■ Si regresa al trabajo a tiempo completo, trabaje solamente 2 ó 3 días la primera semana. Por ejemplo, si su semana de trabajo es de lunes a viernes, regrese al trabajo un miércoles o jueves.

■ No se impaciente. Si el trabajo se ha acumulado mientras estuvo ausente, relájese y haga lo posible por ponerse al día.

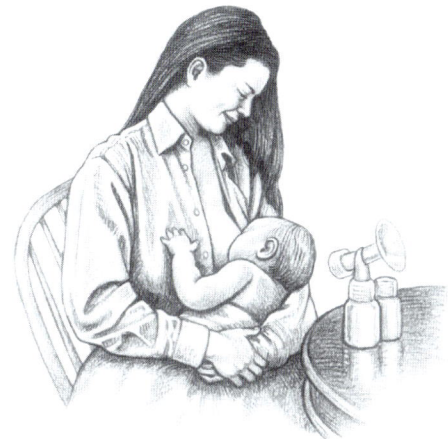

Nacimiento –Lacte cuanto antes.

1–2 semanas – Lacte 8–12 veces cada 24 horas o cada 1–3 horas.

2–4 semanas – Aprenda a extraer leche y a guardarla; congele la leche para usarla más tarde.

4–10 semanas – Introduzca el biberón o la taza.

6–12 semanas – Espere para regresar al trabajo 12 semanas si es posible.

2 semanas antes de regresar al trabajo – Decida cuánto tiempo necesitará cada jornada de trabajo para prepararse usted y su bebé.

1 semana antes de regresar al trabajo – Haga un ensayo.

Cuando regrese al trabajo – Aproveche al máximo el tiempo que pasen juntos.

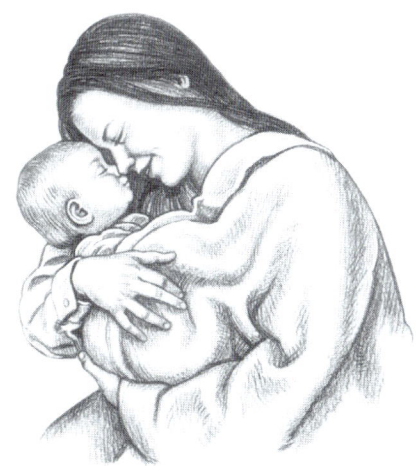

■ Lacte a su bebé inmediatamente antes de dejarlo con la niñera. Esto limitará la cantidad de leche que necesitará extraer mientras están separados usted y el bebé.

■ Extraiga o lacte conforme a la rutina establecida. Seguramente tendrá que hacer pequeños ajustes dependiendo de su horario de trabajo. Trate de bombear o lactar un poco antes y no un poco después. Muchas veces, el tiempo pasa volando y es posible que se le pase la hora de hacerlo. Por desgracia, si usted no extrae o lacta, es más probable que la leche gotee, que esté incómoda al sentir tirantez y que disminuya su suministro de leche.

■ Lacte a su bebé tan pronto como regrese del trabajo. Si sus senos están muy llenos o si tiene un trayecto de regreso muy largo, le recomendamos que lacte antes de dejar la guardería. Les hará felices a usted y a su bebé. Pídale a la guardería que no alimente a su bebé por 1 ó 2 horas antes de la hora en que lo vendrá a buscar, para que esté listo para comer en cuanto usted llegue.

■ Lacte más a menudo por las noches y durante los fines de semana, cuando usted y su bebé estén juntos. Esto ayudará a mantener su suministro de leche.

■ Hable con su supervisor sobre cómo van las cosas. Sea optimista y agradecida, pero también abierta y honesta si hay dificultades.

■ Cuídese a sí misma. Comprométase a dormir lo suficiente y a comer alimentos sanos.

■ Déle a su bebé por lo menos un sustituto diario durante los días que no trabaje (fines de semana, vacaciones y días festivos).

Independientemente de lo bien preparada que esté para regresar al trabajo, habrá un periodo de adaptación. Emoción, nerviosismo, sentimientos de culpabilidad, tristeza y felicidad son algunas de las emociones que experimentará. Estas sensaciones son normales. Con el tiempo se ajustará a las prioridades y establecerá sus rutinas. Su confianza en sí misma y en la decisión que tomó también se afianzarán. El apoyo y el estímulo de la gente que le rodea también son importantes, de modo que no dude en pedir ayuda.

Cualquier cantidad de lactancia es fabulosa. Más importante que el tiempo que lacte o con qué frecuencia, es lo que disfrutan la madre y el bebé.

17

La lactancia después del primer año

¡La lactancia no sólo es para los bebés!

Muchas madres y sus bebés crecidos comparten esta relación especial que es la lactancia y siguen lactando incluso después del primer año. La mayoría de organizaciones profesionales de la salud recomiendan que los niños lacten hasta los 2 años o más. Dependiendo de las necesidades de su hijo, usted puede seguir lactando durante 2, 3 o más años. Lactar a un bebé crecido puede ser muy gratificante a la vez que un reto.

¿Es beneficioso lactar después del primer año?

Los beneficios de la lactancia prosiguen mientras usted lacte. Aunque los beneficios emocionales de la lactancia son normalmente la razón de seguir lactando a un bebé crecido, los bebés de todas las edades que lactan gozan de mejor salud. Existen otros alimentos que proporcionan importantes nutrientes a estos bebés, pero solamente la leche materna contiene los anticuerpos que desempeñan un papel tan importante en la prevención de enfermedades.

- La leche materna puede suministrar a los bebés crecidos un tercio de las calorías, proteínas y calcio que necesitan.

- La leche materna sigue siendo una fuente de anticuerpos que ayudan a combatir las infecciones y enfermedades durante el segundo año y en el futuro.

- Si un bebé crecido que lacta enferma, su enfermedad dura poco tiempo.

- Si un bebé crecido que está enfermo se niega a comer, la leche materna puede ser la única fuente de nutrición que éste acepte.

- Distintos estudios sugieren que la lactancia por un tiempo prolongado puede incluso hacer que los bebés sean más inteligentes.

Las madres también se benefician de la lactancia más allá del primer año.

- Las mujeres que lactan exclusivamente durante los primeros 6 meses son menos propensas a quedar embarazadas, de modo que espaciar los embarazos es más fácil.

- Cuanto más tiempo lacta una madre, menos riesgos tiene de contraer cáncer de mama, ovarios y útero.

- Las mujeres con diabetes encuentran que sus necesidades de insulina son inferiores mientras lactan.

- La lactancia hace que sea más fácil perder peso para las madres.

Para los bebés mayores que prefieren "comer y salir a jugar", la lactancia es un rápido tentempié. La lactancia también ayuda a dormir, levanta los ánimos y las madres y bebés se reaseguran cuando vuelven a estar juntos después de una separación. Puesto que la lactancia es algo que sólo las madres pueden hacer por sus bebés, muchas madres ocupadas, especialmente las que regresan al trabajo o la universidad, encuentran que con la lactancia es más fácil reanudar la conexión con sus bebés al final del día.

Años después, una madre que ha lactado a su bebé, todavía recuerda sus manitas y cara contra su piel mientras lactaban. Se acuerda de ese amor especial que sentía mientras su bebé la miraba a los ojos, sonreía y se prendía a su seno. También se acuerda de los dulces ruiditos que emitía su bebé y de las simples palabras que le comunicaban lo especial que la lactancia era para él.

¿Es lo mismo lactar a un bebé crecido que a uno pequeño?

Lactar a un bebé crecido es muy distinto que lactar a uno pequeño. La mayoría de las lactancias son cortas y dulces, pero la frecuencia puede variar entre días alternos a varias veces cada día. Puesto que los niños toman una gran variedad de alimentos, no necesitan lactar en ciertos momentos. Si la madre y su bebé no están juntos en el momento de lactar, el bebé crecido aceptará otro tipo de comida o bebida sin regañar. Algunos bebés insisten en lactar, independientemente de la hora y el lugar donde se encuentren. A medida que crezcan estarán más dispuestos a esperar.

Lactar a un bebé crecido puede ser una auténtica aventura. Estos bebés son muy conscientes de lo que pasa a su alrededor. No le sorprenda si su bebé crecido deja de tomar el seno porque se distrae mirando al gato, sonriendo a papá o simplemente como reacción a un ruido. Es posible que usted piense que su bebé está perdiendo interés en la lactancia. Sin embargo, este comportamiento es normal y es una de las formas en las que los bebés aprenden. Algunos bebés crecidos giran apartándose del seno pero no lo sueltan, ¡probando la capacidad del seno de estirarse! Esto no significa que tenga que interrumpir la lactancia. Pero puesto que algunos bebés crecidos se distraen fácilmente, es posible que necesite lactar en un sitio tranquilo.

A medida que crecen, sus patrones de sueño cambian también. Algunos bebés que lactan duermen durante largos períodos desde el principio, y cuando cumplen 1 ó 2 años de edad duermen toda la noche. Otros bebés mayores siguen despertándose por la noche para lactar, especialmente si no se les ofrece comidas y tentempiés regulares durante el día. Las costumbres de los padres también afectan el horario de dormir de los bebés mayores. Si le gusta acostarse tarde, es posible que a su hijo también.

¿Qué pensarán mis amigos y parientes?

Todo el mundo tiene opiniones acerca de cómo debería criar a su bebé. Por desgracia, la mayoría están deseosos de compartir sus opiniones, incluidos sus sentimientos acerca de cuánto tiempo debería lactar. Usted y su pareja son los que deben decidir lo que es mejor para usted o su bebé e ignorar los consejos que no les apoyan.

Es posible que los miembros de la familia frunzan el entrecejo al ver que lacta a largo plazo. Puede que tengan la creencia de que la leche materna no es lo bastante nutritiva o beneficiosa después del primer año. La sola idea de lactar a un bebé que ya parece un niño les parece embarazosa. Y hasta es posible que asuman como misión hacer que cambie de opinión acerca de seguir lactando.

Esté preparado para contestar a las preguntas y comentarios de los miembros de la familia. Comparta los hechos acerca de la lactancia para que la apoyen siempre que sea posible. Si le piden repetidas veces que les diga hasta cuándo quiere lactar, puede decirles sin faltar a la verdad que ya ha empezado el destete. El destete empieza en realidad cuando su bebé empieza a comer alimentos que no son sólo la leche materna. Sin embargo, es posible que el final de la lactancia no ocurra hasta muchos meses o años después.

Muchas personas son de la opinión que lactar más allá de cierta edad hará que los hijos se vuelvan demasiado dependientes de su madre. Sin embargo los estudios de investigación sugieren precisamente lo contrario. Los niños que forman un lazo entrañable con sus madres son más capaces de relacionarse con los demás y más propensos a ser independientes.

Los comentarios negativos de familiares y amigos no suelen hacerse con ánimo de herir sus sentimientos. A sus amigos y familiares les preocupan usted y su hijo y quieren lo mejor para usted, incluso si la información que tienen es incorrecta. Averigüe qué es lo que les preocupa específicamente para que pueda responderles. Dígales lo que el médico y otros expertos le han contado acerca de la lactancia para bebés mayores. En general, la mayoría de los padres opinan que los familiares y amigos pronto se acostumbran a la idea de lactar a un bebé crecido. Muchas mujeres que lactan un año o más dicen que al principio no podían imaginarse a ellas mismas lactando a un bebé crecido. Sin embargo, con el tiempo, lactar a un bebé que ya camina y habla empieza a verse como algo normal y natural.

¿A qué tipo de retos deberé hacer frente lactando a un bebé crecido?

Lactar en público

Muchas madres siguen lactando después del primer año, pero solamente lo hacen en lugares privados o en su propia casa. En ciertas culturas, los senos se consideran objetos sexuales más que órganos destinados a nutrir a los bebés. La mayoría de la gente acepta la necesidad de lactar a los bebés donde y cuando tengan hambre. Normalmente sonríen con aprobación o simplemente miran en otra dirección. Sin embargo, no sienten lo mismo cuando lactan a bebés crecidos. Una de las creencias más comunes es que la madre que lacta a un bebé crecido lo está haciendo para complacerse a sí misma. Algunas madres han tenido que escuchar comentarios desagradables o miradas acusadoras, o hasta se les ha pedido que desalojaran un sitio. Para ciertas personas, ver a un bebé crecido que lacta suscita sentimientos de enojo o asco.

Existen muchas formas de hacer frente a preguntas, comentarios o miradas que hacen que se sienta incómoda. Ante todo, llame la menor atención posible, tapándose con un chal, o bufanda o la manta de su hijo. Segundo, pídale a un miembro de la familia o amigo que sujete a su bebé para que no pida en público que lo lacte o que tire de su blusa o seno. Tercero, enseñe a su hijo crecido una palabra secreta para lactancia que no sugiera que su hijo todavía lacta. La mayoría de los niños crecidos le piden a su madre lactar, incluso si nunca lo ha hecho en público.

Su hijo puede esperar a lactar y puede comer otros alimentos mientras tanto. Por lo tanto, tal vez encuentre más fácil simplemente no lactar en público.

En algunos países, las leyes protegen el derecho de las madres a lactar en público. A medida que la lactancia se vuelve algo más común, a las mujeres les preocupan más las necesidades de sus hijos y menos las opiniones de los demás.

Los dientes y las mordeduras

A muchas madres les preocupa lo que pasará cuando a sus bebés les salgan los dientes. Los bebés tienen normalmente entre seis y ocho dientes cuando tienen 1 año y, por lo tanto, los problemas de morder ya habrán pasado. Seguramente le reconfortará saber que no es posible para su bebé lactar y morder al mismo tiempo. Cuando un bebé se prende bien al seno, el pezón de la madre se estira hacia el fondo de la boca del bebé. El pezón no entra en contacto con los dientes del bebé. No todos los bebés muerden y la capacidad de morder no debería poner fin a la lactancia.

Usted también puede reducir las posibilidades de que su bebé muerda. Las mordeduras suelen ocurrir hacia el final de la lactancia cuando el bebé se siente lleno y ya no tiene hambre. Preste atención a los indicios de que su bebé ha terminado de comer y sepárelo del seno. Las mordeduras también pueden ocurrir cuando la madre está hablando por teléfono o no está interactuando con su bebé. Preste total atención a su bebé mientras lacta y hágalo en un lugar silencioso.

A veces los problemas de mordeduras empiezan temprano, si se permite que el bebé muerda o pellizque el brazo, cuello o cara de la mamá mientras juegan. Un bebé no sabe que morder un seno es diferente, de modo que no permita que la muerda a usted o a los demás mientras juega. A los bebés les reconforta frotar sus encías contra algo cuando les duelen porque echan los dientes. Intente frotar las encías de su bebé con sus dedos o bien use un chupete frío y firme para calmar las encías entre lactancias.

Si su bebé muerde, evite sonreír, reírse o reaccionar de forma que el bebé piense que es divertido o gracioso. Tranquilamente apriete la cara de su bebé contra el seno. Esto hace que el bebé suelte el pezón. A continuación, separe a su bebé del seno y diga firmemente "no". Los bebés crecidos entienden que a usted le desagrada su conducta. Espere hasta la siguiente sesión normal de lactancia para que su bebé lacte de nuevo. Es posible que no se repitan las mordeduras si se reacciona rápidamente. Al igual que las demás etapas de la vida de su bebé, las mordeduras pasarán a ser cosa del pasado.

¿Es posible que la lactancia cause que mi bebé mayor no coma o crezca bien?

Los bebés crecidos que lactan suelen comer alimentos sólidos con una gran variedad de sabores y texturas si estos alimentos se introducen entre los 6 y 12 meses de edad. Parece ser el momento en que los bebés están listos para comer y disfrutar alimentos sólidos. Las comidas normales y tentempiés, además de la lactancia, ayudan a que su bebé crecido sea sano.

Algunos padres esperan demasiado a introducir alimentos sólidos, porque no creen que el bebé los necesita hasta que cumple un año si está lactando. Si los padres retrasan el momento de darles alimentos sólidos cuando el bebé está listo, comer puede convertirse en una batalla. A consecuencia de ello, es posible que el bebé no crezca tanto como es de esperar. Cuando los bebés crecidos se niegan a comer o comen muy poco, es posible que sea porque se les ha permitido lactar con demasiado frecuencia, en vez de ofrecerles alimentos sólidos.

Los padres a veces evitan agregar alimentos sólidos o comidas normales hasta después de cumplir un año, porque les preocupa que se ahoguen. Aunque es una buena idea evitar ciertos alimentos, como perritos calientes, uvas o nueces, la mayor parte de los alimentos blandos no presentan ningún peligro para los bebés crecidos. Si solamente se les ofrece purés, es posible que no les atraiga la textura de los alimentos y que se nieguen a comer. En cambio, si se agregan paulatinamente comidas con textura y forma, el bebé aprenderá a comer estos alimentos sin ningún problema.

¿Dónde puedo encontrar ayuda en mi comunidad para lactar a un bebé crecido?

Las madres que lactan bebés crecidos suelen encontrar seguridad en los números. Muchas comunidades ofrecen grupos de terapia de madre a madre patrocinados por la Liga Internacional de La Leche. La Liga de La Leche suele convocar reuniones, y también ofrece orientación por teléfono. (Vea "¿Dónde puedo conseguir ayuda?" p. 175.)

Independientemente de cuánto tiempo decida lactar, tenga plena confianza de que le ha dado a su bebé lo mejor de lo mejor.

18

Especialmente para las adolescentes

'¿Va a lactar?'

Lo más posible es que haya oído esta pregunta varias veces durante su embarazo. Y probablemente ya ha descubierto que algunas personas tienen opiniones muy contundentes acerca de la lactancia y que están ansiosos por compartir dichas opiniones, ya sean buenas o malas. Es posible que sus familiares y amigos ya le hayan contado los "hechos" acerca de la lactancia.

La familia y amigos pueden ser una buena fuente de información. Sin embargo, si su familia o amigos no lactaron o encontraron que lactar era difícil, le recomendamos que hable con su médico para que le presente a una madre que ha lactado o, incluso mejor, que esté lactando actualmente. Una madre con experiencia conoce de primera mano los retos a los que deberá enfrentarse mientras intenta equilibrar la escuela, el trabajo, sus amigos, la familia y la maternidad.

"¿Mis senos son demasiado grandes o demasiado pequeños?"

"¿La lactancia será dolorosa?"

"¿Cómo puedo lactar después de regresar a la escuela?"

"¿Tengo que comer solamente alimentos sanos?"

"¿Puedo fumar y tomar bebidas alcohólicas si lacto?"

"¿Qué pasa si mi novio no quiere que lacte?"

"¿Puedo usar anticonceptivos?"

Las respuestas a estas preguntas y muchas más se encuentran en este libro y en los siguientes relatos de madres adolescentes. Se trata de relatos reales de madres reales*. Y lo mismo que usted, quieren ser buenas madres.

¿Por qué debería lactar?

La lactancia es buena para usted y para su bebé.

Los bebés que lactan son más listos. Poseen un mejor desarrollo de su cerebro, obtienen mejores resultados en las pruebas de inteligencia y normalmente son mejores estudiantes.

Sufren menos infecciones del oído, menos estreñimiento y diarrea, así como menos riesgos de tener asma, alergia u obesidad infantil. Lactar, colocar a su bebé boca arriba para dormir y mantener alejado a su bebé de las áreas con humo reduce los riesgos de contraer el síndrome de muerte repentina del recién nacido (SIDS). (Vea las páginas 36–37 para orientación acerca de cómo evitar el SIDS.)

La lactancia también la protege a usted. Las madres que lactan suelen perder más fácilmente peso y sangran menos después de dar a luz. También disminuyen los riesgos de cáncer de seno, útero y ovarios. Es posible que esto no le parezca importante ahora, pero le parecerá importante cuando se haga mayor.

Testimonios de otras adolescentes acerca de la lactancia

"Supongo que ahora mismo estás tratando de decidir si deberías o no lactar. Inténtalo. Si tienes problemas, no te rindas inmediatamente. Llama a alguien que haya lactado. Cuéntale que tienes problemas. Háblalo con alguien de confianza. Trata de olvidar todos los consejos, y todas las ideas equivocadas que te han inculcado acerca de la lactancia. Empieza desde cero. Recuerda que lactar es lo mejor para tu bebé y que vas a hacerlo". —*Kayla*

"Los bebés que lactan son menos propensos a tener problemas de estómago, infecciones de oído y resfriados. La lactancia mantiene sano a tu bebé. Es más fácil cuidar a los bebés sanos. Lactar es más fácil para la madre y el bebé". —*Latisha*

---

* Estoy muy agradecida a la gente de Best Start Social Marketing por su amabilidad y por dejarme compartir mis relatos con usted. Los nombres de las madres se han cambiado para proteger su privacidad.

"Lactar es más fácil. No tengo que preparar biberones, y no tengo que preocuparme de hervirlos. La leche materna está ahí. Siempre está ahí. La leche materna no se estropea. Es fácil, sencillo, rápido y muy bueno para el bebé. Es lo mejor para mí y mi bebé. Por eso es que lacté". —*Hannah*

"Lactar te permite tener a tu bebé entre tus brazos y mirarle a los ojos. Esto te permite experimentar todo el amor del mundo. La forma en que te mira tu bebé hace que se te derrita el corazón". —*Jasmine*

¿Es difícil lactar?

Algunas personas piensan que porque lactar es "natural" tiene que ser fácil. Aunque producir leche es natural, la lactancia es una técnica que usted y su bebé tienen que aprender. Aprender a lactar requiere práctica y paciencia. Pero una vez que se aprende, es fácil.

Testimonios de adolescentes acerca de aprender a lactar

"Cuando empecé a lactar, estaba muy emocionada. Pero al principio mi bebé no quería tomar el seno. Lo rechazaba constantemente. La enfermera me dijo que tuviera paciencia, que seguro que lactaría. Acabó lactando muy bien". —*Tamika*

¿Cómo le hace sentir la lactancia?

La lactancia es lo único que usted puede hacer por su bebé y que nadie más puede hacer. Es una buena forma de comunicarle a familiares y amigos que usted es la mamá de este bebé y que ustedes dos tienen una relación especial. Las mujeres que lactan tienen un vínculo especial con sus bebés y más confianza en su capacidad para cuidarlos.

Otros testimonios de adolescentes acerca de aprender a lactar

"Lactar me hace sentir orgullosa de mí misma. Una mujer mayor que yo se me acercó un día y me dijo: '¿Sabes qué? Me siento muy orgullosa de ti porque hoy en día no se ve a muchas madres jóvenes que quieren lactar a sus bebés. Quieren darles el biberón y salir corriendo por la puerta. Pero tú haces lo correcto'. Me hizo sentir bien". —*Emma*

"Lactando me siento orgullosa de mí misma. Le estoy dando a mi hija algo que nadie más puede darle. La ayudo a sobrevivir. Me hace sentir muy bien". —*Shantell*

"Me siento orgullosa de lactar. Mucha gente dice que soy demasiado joven para lactar. Una nunca es demasiado joven. Lo que quiero decir es que si tienes un bebé, significa que no eres demasiado joven para lactar". —*Lee*

"Me gusta lactar porque me hace sentir más madura. Me siento una persona adulta porque hasta ahora todo el mundo me veía como una niña. Una vez que empecé a lactar, la gente dejó de tratarme de esa manera. Lactar me hace sentir más madura." —*Niesha*

"Creo que es un sentimiento general que me sobrecoge, porque sé que le estoy dando algo realmente especial a mi bebé. La veo crecer. Es algo fantástico. Me siento y pienso lo que está recibiendo de mí. Es un sentimiento maravilloso". —*Grace*

"La mayoría de la gente cree que las adolescentes no deberían quedar embarazadas. Pero yo quedé. Es posible que fuera un error. También es posible que lo hubiera hecho a propósito. Pero por lo menos, tengo cuidado de que mi bebé crezca sano gracias a la lactancia". —*Ava*

¿Cómo puedo saber si mi bebé come lo suficiente?

Simplemente recuerde esto—¡nada sale por abajo, a menos que entre por arriba! Siempre y cuando su bebé evacue mucho, moje pañales y gane el peso correcto, puede estar segura de que está comiendo lo suficiente. Si le preocupa su producción de leche, háblelo con el médico de su bebé.

Testimonios de adolescentes acerca de comer lo suficiente

"Por eso es que me gusta lactar. No tengo que preocuparme de que mi bebé esté comiendo lo suficiente. Puedo lactar tanto como mi bebé quiera. Siempre y cuando mi bebé moje por lo menos seis pañales y tenga cuatro evacuaciones al día, sé que está recibiendo suficiente leche materna". —*Brianna*

¿Cómo voy a sobrevivir si no duermo?

Lactar ahorra tiempo y energía, especialmente por la noche. No hay que mezclar, medir ni calentar fórmulas, así que alimentarlo por la noche es más fácil. Muchas madres se acuestan para lactar por la noche y poder descansar mientras su bebé se alimenta. Hable con el médico de su bebé para saber cómo hacer que esto sea fácil y seguro.

Testimonios de adolescentes acerca de las lactancias por la noche

"Decidí lactar para que mi bebé fuera sano. Además, no tengo que llevarme biberones a todas partes. Tampoco tengo que levantarme durante la noche para preparar biberones". —*Jada*

¿Es la lactancia una "atadura"?

Cuidar de un bebé toma tiempo, independientemente de cómo se lo alimente. La vida nunca es simple, especialmente para los adolescentes ocupados, pero lactar puede facilitar las cosas. Las madres que lactan normalmente suelen tener una mano libre para comer, hacer los deberes o hablar por teléfono. Los senos y los bebés son portátiles, de modo que a las madres que lactan les resulta más fácil ir y venir.

Testimonios de adolescentes acerca del tiempo que pasan lactando

"Lactar no es ninguna atadura. Te da más tiempo con tu bebé. Cualquiera puede darle al biberón a un bebé. Pero cuando lactas, tienes que estar con tu bebé. Te da más tiempo para crear ese vínculo especial con él". —*Zoe*

"Creo que hace que el bebé se sienta más seguro y a salvo cuando lacta y que se aferre más a mí. Mi bebé sabe perfectamente que soy su mamá. No es que se cuelgue de mí todo el tiempo y no me deje hacer nada". —*Claire*

¿Puedo lactar si tengo que regresar a la escuela?

Muchas adolescentes (e incluso madres mayores) siguen lactando después de regresar a la escuela o universidad. Simplemente hay que planear un poco más las cosas. Asegúrese de leer "Combinar la lactancia y el trabajo", p. 112, puesto que mucha de esta información corresponde a las madres que regresan a la escuela.

- Comunique a sus profesores que tiene planeado lactar y que puesto que los bebés que lactan son más sanos, las madres que lactan pierden menos días de escuela.

- Decida quién cuidará de su bebé mientras esté fuera.

- Si su guardería queda cerca de donde estudia, vea si puede salir de la clase para lactar.

■ Si no puede lactar durante el día, puede alimentar a su bebé con leche extraída o fórmula para bebés.

■ Si tiene planeado usar leche extraída para alimentar a su bebé, necesitará aprender cómo extraerla y a guardarla (vea "Extracción y recolección de la leche humana", p. 139).

■ Pídale a sus profesores o a la enfermera de la escuela que sugiera un lugar privado donde pueda extraerse leche durante el horario escolar.

Testimonios de adolescentes acerca de regresar a la escuela y seguir lactando

"No te preocupes si tienes que regresar a la escuela porque puedes seguir lactando entre clases. Si lactas por la noche, es mejor que no lactar en absoluto". —*Faith*

¿Qué pasa si el padre de mi bebé no quiere que lacte?

Hable con el padre de su bebé acerca de las ventajas de lactar, tanto para usted como para su bebé. Anímelo a que hable con otros jóvenes cuyas novias o esposas hayan lactado. Ayúdelo a diferenciar entre los hechos y los mitos de la lactancia. Hágale saber lo mucho que necesita su apoyo mientras aprende a ser madre y ayúdele a que también pase tiempo con su bebé.

Testimonios de adolescentes acerca de cómo se siente su novio o esposo acerca de la lactancia

"Después de nacer nuestro bebé, mi novio se quejaba sin cesar cuando lactaba. Era como si se sintiera excluido. Se sentaba en cualquier otra parte, porque yo no le prestaba atención. Le dije que se sentara conmigo mientras lactaba. Esto hizo que sintiera que participaba más. Pronto se acostumbró a que lactara. Ahora es cosa de familia". —*Rebecca*

"Puedes extraer tu leche y que tu novio alimente al bebé, para que también él comparta ese vínculo especial con el bebé". —*Victoria*

"Mi marido quería que lactara, no solamente porque se ahorra dinero, sino también porque es más sano y le gusta mirar cómo lacto". —*Madeline*

"Cuando llega la hora de poner el bebé a dormir, el padre puede hacerlo. Entonces pude disfrutar de ese momento especial con él". —*Sophia*

Testimonios de padres adolescentes acerca de la lactancia

"Además de ese lazo especial, es más barato lactar. Es lo más natural". —*Dwight*

"Existe un vínculo real entre la madre y el hijo que lactan. Me doy cuenta de ese vínculo especial entre los dos. Es algo que toda madre debería experimentar". —*Dylan*

¿Puedo usar anticonceptivos?

Si tiene relaciones sexuales pero no quiere quedar embarazada, asegúrese de usar anticonceptivos. Hable con su pareja y su médico acerca de qué anticonceptivo es mejor para usted.

Los métodos no hormonales incluyen el diafragma, la esponja y el dispositivo intrauterino (DIU), condones, crema, espuma o gel espermicida. Los métodos hormonales incluyen la píldora, el parche, la inyección y el anillo. Los métodos hormonales que contienen sólo progesterona se consideran seguros. Los que contienen estrógeno pueden limitar la producción de leche.

Si decide usar un método hormonal, espere a que su suministro de leche esté bien establecido (aproximadamente 6 semanas después del nacimiento de su bebé) y use un método que sólo contenga progesterona. Le recomendamos que no use la inyección y que en cambio use la píldora, el parche o el anillo, ya que pueden interrumpirse si desciende el suministro de leche.

Testimonios de adolescentes acerca de los anticonceptivos

"Si se les enseñara a los adolescentes formas de hablar sobre el sexo con sus parejas antes de que ocurra, tomarían mejores decisiones acerca de no tener relaciones sexuales o tenerlas tomando precauciones". —*Acacia*

"Los adolescentes también deberían aprender acerca de los anticonceptivos incluso si no tienen planeado tener relaciones sexuales. Hay que estar preparados, porque nunca se sabe si uno puede cambiar de idea ... o de vida". —*Ashanti*

"Los adolescentes tienen que respetarse a sí mismos y no tener miedo de negarse al sexo sin usar condón o de ir a una clínica para obtener anticonceptivos". —*Melissa*

Testimonios de padres adolescentes acerca de los anticonceptivos

"Desde que Laretha tuvo el bebé, hablamos de anticonceptivos. Creo que el método anticonceptivo más seguro para nosotros en estos momentos es el condón y la esponja. Pero elija lo que ella elija, la pienso apoyar". —*Joseph*

"Existen muchos métodos anticonceptivos. Siempre es mejor hablar del mejor tipo de método anticonceptivo con un médico". —*Anthony*

¿Puedo lactar en público?

Usted puede lactar donde se sienta cómoda. Algunas madres se sienten tímidas al principio acerca de lactar frente a familiares y amigos. Pero con un poco de práctica, pueden aprender a lactar sin mostrar los senos (Figura 34). A algunas madres principiantes les gusta practicar frente a un espejo para ver qué blusas funcionan mejor mientras practican la lactancia en público. Si se siente incómoda lactando en público, siempre puede hacerlo en casa.

Figura 34
Continuar lactando después de reintegrarse a la escuela es fácil. Simplemente necesita planificarlo por anticipado.

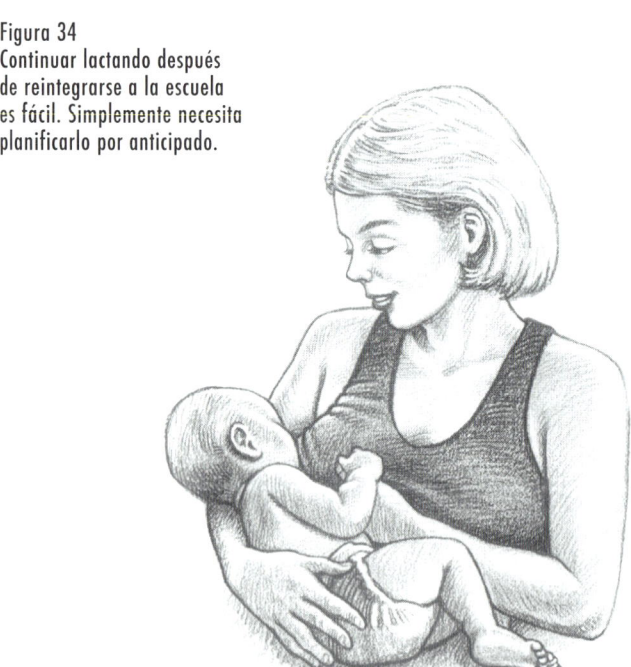

Testimonios de adolescentes acerca de lactar en público

"No existen reglas para la lactancia. Tú puedes lactar donde quiera que te sientas cómoda. No te preocupes de lo que piensen los demás. Tu bebé necesita comer como todo el mundo. Deberías poder alimentar a tu bebé donde quieras". —*Maggie*

"Para las madres que deciden lactar: no dejes que nadie te persuada de lo contrario". —*Deanna*

"Antes de ir a la tienda, lo alimento en el coche después de estacionar. Así está calmado y tranquilo en la tienda. Es mejor para mí. En cambio, en el restaurante lo lacto mientras preparan nuestra comida. Cuando llega la comida, está tranquilo y feliz y entonces yo puedo comer". —*Kaitlyn*

"Puedes ir donde quieras y cuando quieras. Basta con que coloque una manta sobre mí y mi bebé. Simplemente tápate. No me importa lo que piense la gente. Lactar es bueno para mí y mi bebé". —*Caroline*

¿Puedo lactar si mis senos son pequeños?

Los senos vienen en todas las formas y tamaños. El tamaño y forma de su seno no afectan la capacidad de fabricar leche. Sin embargo, el tamaño del pezón y su forma pueden facilitar o dificultar la lactancia. (Vea la Figura 11, p. 18.) Tenga paciencia. Con un poco de práctica, su bebé aprenderá a tomar el seno.

Testimonios de adolescentes acerca del tamaño y forma del seno

"Cuando tienes un bebé, la leche está allí. Si tus senos son pequeños, igualmente tienes bastante leche. Tanto da. Aunque tengas los senos más pequeños del mundo, tu organismo puede producir suficiente leche". —*Geleen*

¿Tengo que comer solamente alimentos sanos?

Aunque una dieta saludable es lo mejor, las madres que comen "comida chatarra" producen suficiente leche para satisfacer las necesidades de sus bebés. Aunque le guste comer este tipo de cosas, intente comer también otra variedad de alimentos saludables cada día y beba lo suficiente para no sentirse sedienta. Todas las madres producen leche saludable. Existen sólo unos cuantos medicamentos que no puede tomar mientras lacta. Antes de tomar cualquier medicamento, incluso los que se venden sin receta médica, hable con el médico de su bebé para asegurarse de que hace bien en tomarlo.

Testimonios de adolescentes acerca de los hábitos de comer mientras lacta

"Creo que es una exageración decir que si no se come todo absolutamente saludable no se produce leche. Intento tomar buenos alimentos, pero hay veces que no tengo tiempo de cocinar. Siempre tengo suficiente leche para alimentar a mi bebé. Recuerda que lo que comes y bebes puedes pasarlo a tu bebé a través de la leche. No tomes mucho alcohol ni ningún medicamento sin hablar antes con tu médico". —*Diedre*

"Tu cuerpo cambiará de forma natural para que tengas más hambre y más sed. Esto te ayudará a que comas lo suficiente y a que satisfagas los requisitos para producir leche. En general, si comes lo suficiente como para sentirte llena, tu leche tendrá todo lo que tu bebé necesita para que crezca bien". —*Yvonne*

"Son muy pocas las personas que comen buenos alimentos constantemente. Comer comida rápida o "chatarra" no va a arruinar tu leche. Lo que es importante recordar es que el organismo necesita una variedad de alimentos para gozar de buena salud. Trata de comer una dieta equilibrada siempre que puedas". —*Maria*

¿Qué hay que recordar especialmente?

¡Tómeselo con calma! Recuerde que cuidar de un bebé es un trabajo duro, así que siéntase bien acerca de lo que hace. Cualquier tiempo de lactancia es bueno para usted y su bebé.

Testimonios de lo que las adolescentes creen que es lo más importante

"El seno es algo maravilloso. Se colocó en tu cuerpo por una razón, no solamente para el placer de los hombres. Piensa acerca de cómo te sientes. Si es bueno para ti lactar, entonces hazlo. Y si no lo es, hay otras opciones, pero por lo menos trata de lactar primero". —*Isabella*

"No te des por vencida, si al principio no parece ir bien. Lactar toma tiempo. Incluso si solamente lactas unas cuantas semanas, todavía tendrás una gran experiencia que compartir con los demás". —*Tara*

Lo mismo que usted, todas estas madres y padres jóvenes están intentando darles a sus bebés lo mejor desde el principio. ¡Esperan que después de oír sus relatos, es posible que usted también decida lactar!

19

Extracción y recolección de la leche humana

La extracción de leche, al igual que la lactancia, es un arte que se aprende y que requiere práctica y paciencia. ¡No necesita extraer siguiendo un horario, simplemente observe sus senos, no el reloj! Extraiga leche cuando sienta llenos los senos o cuando sea cómodo hacerlo.

La frecuencia con que extraiga la leche depende de sus necesidades y de las de su bebé. Por ejemplo, si usted o su bebé no pueden lactar por razones de salud, es posible que tenga que extraer leche durante el día y la noche. Si tiene que estar separada de su bebé durante cierto tiempo cada día, es posible que tenga que extraer leche una o más veces al día. En cambio, si casi siempre están juntos, es posible que sólo necesite extraer leche una o dos veces por semana.

Si tiene un buen suministro de leche, sus senos le indicarán cuándo necesita extraerla. Pero si su suministro de leche es escaso, es posible que tenga que extraer más a menudo para incrementarlo.

La leche materna puede ser extraída con la mano o con una bomba sacaleche manual, de pilas o eléctrica. Las madres que planean bombear leche de vez en cuando encontrarán que funciona bien hacerlo a mano o con una bomba manual, una bomba de pilas o una bomba eléctrica semiautomática.

Las madres que tienen que bombear a diario o por varias semanas o meses es conveniente que renten o compren una bomba eléctrica completamente automática.

Incluso si se decide por una bomba sacaleche, tendrá que aprender también a extraer la leche con la mano en los momentos en que no lo tenga a mano. La extracción manual no cuesta dinero y es fácil de aprender.

Es posible que sus primeros intentos de extracción de leche no produzcan la suficiente para cubrir el fondo del recipiente donde la guardará. No se desaliente. Tal vez transcurran varios días antes de que aumente la cantidad de leche extraída.

Al principio, puede que prefiera extraer y guardar la leche de un seno mientras su bebé lacta del otro (Figura 35). La succión del bebé estimula el reflejo de la bajada de leche. A medida que aumenta su confianza, es posible que prefiera extraer leche por la mañana temprano o entre comidas cuando sus senos están llenos. Es importante que se relaje y piense en su bebé. Esto fomenta la salida de la leche y aumenta la cantidad obtenida.

Figura 35
Bombear un seno mientras el bebé lacta en el otro seno puede incrementar la cantidad de leche exprimida.

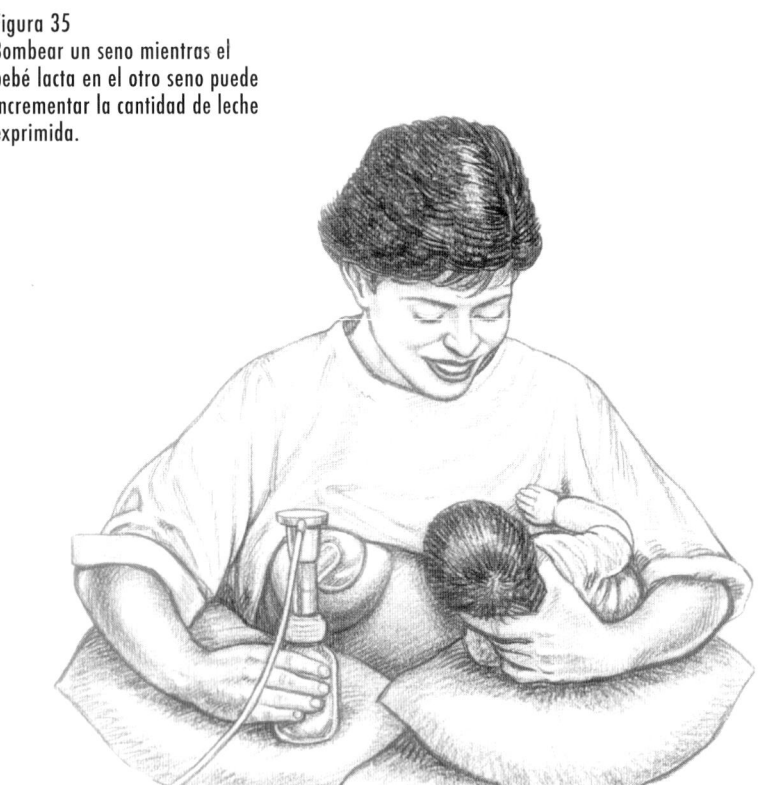

Extracción manual

■ Elija un lugar tranquilo y confortable donde nadie la moleste. Si es necesario descuelgue el teléfono y cierre la puerta con llave.

■ Organícese bien y reúna todos sus materiales. Incluya algo para comer y beber.

■ Use un recibiente con una abertura grande. Por ejemplo, un frasco de mayonesa o de mantequilla de cacahuete. Lave el recipiente con agua caliente y jabonosa y enjuague bien o lávelo en el lavaplatos.

■ Lávese las manos con jabón y agua y enjuáguelas bien.

■ Coloque agua tibia en sus senos. También se pueden aplicar paños mojados con agua tibia, tomar una ducha o un baño caliente o bien sumergir los senos en una jofaina con agua tibia.

■ Masajee sus senos en forma circular con la palma de su mano (Figura 22, p. 54).

■ Rote su pezón entre el pulgar y los demás dedos. Con esto se desencadena el reflejo de bajada de leche y se facilita la extracción.

■ Relájese y piense en su bebé. Esto puede facilitar la salida de la leche y aumentar la cantidad obtenida. A veces es útil mirar una fotografía de su bebé, tomar una prenda de él, escuchar música o una cinta de relajación. Programe algunos ejercicios de relajación, por lo menos una vez al día, aunque no pueda hacerlo justo antes de bombear.

■ Sujete con cuidado el seno con una o ambas manos.

■ Coloque su pulgar y los dos primeros dedos (índice y mayor) uno frente al otro encima de su seno, entre 1 y 2 pulgadas de distancia de la base de su pezón.

■ Presione hacia su tórax, luego junte poco a poco su pulgar y los demás dedos, comprimiendo el seno entre ellos. No pellizque ni apriete fuerte. No comprima el pezón propiamente dicho (Figura 36).

■ Cambie la posición del pulgar y los demás dedos en el seno y vuelva a apretar; comprima hasta que todas las partes del seno hayan sido exprimidas y el flujo de leche disminuya. Mirando su seno como si fuera el cuadrante de un reloj, ponga su pulgar y los demás dedos a las 6 y las 12, luego a la 1 y 7, 2 y 8, y 3 y 9 (Figura 37).

■ Repita este proceso en el seno opuesto. Exprima cada seno varias veces hasta recoger la cantidad de leche deseada, y que disminuya el flujo de leche o hasta que se ablanden sus senos. Refrigere o congele la leche para usarla después. Vea el Capítulo 20 para saber cómo guardarla.

■ Si tiene que interrumpir una sesión de bombeo, puede reanudar la tarea después de transcurrido un tiempo breve.

■ Al igual que con la lactancia, la paciencia y la práctica son las claves del éxito.

Figura 36
La extracción de leche materna a mano es económica y fácil. La paciencia y la práctica son las claves del éxito.

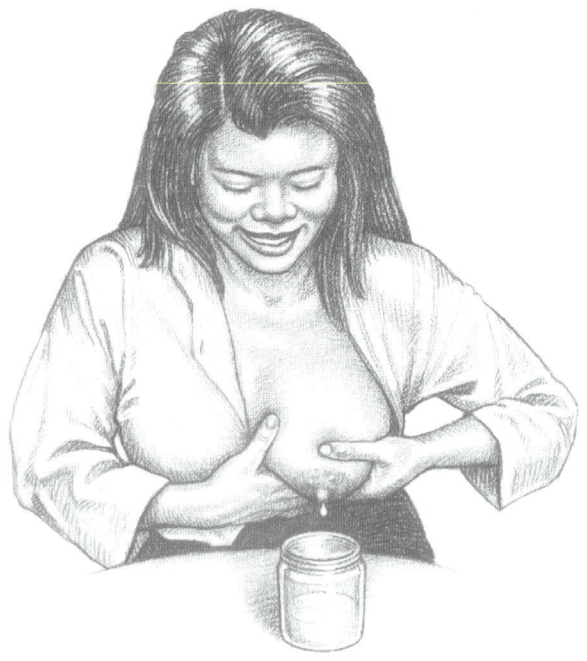

Figura 37
Durante la extracción a mano, cambie la posición de su pulgar y demás dedos en el seno hasta que todas las partes del mismo se ablanden y disminuya el flujo de leche.

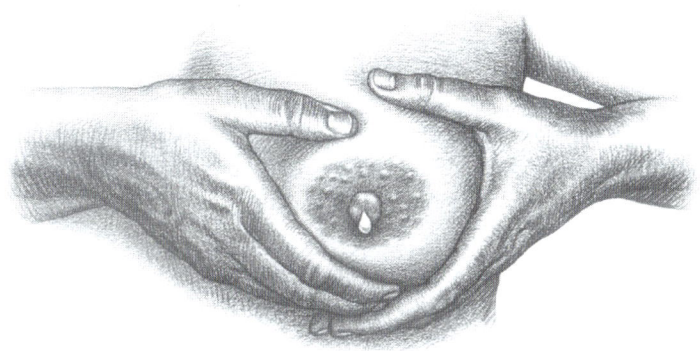

Extracción con bomba sacaleche

- Elija un lugar tranquilo y cómodo donde nadie la moleste. Si es necesario descuelgue el teléfono y cierre la puerta con llave.

- Organícese bien y reúna todos sus materiales. Incluya algo para comer y beber.

- Lávese las manos con jabón y agua y enjuáguelas bien.

- Ponga agua tibia es sus senos. También se pueden aplicar paños mojados con agua tibia, tomar una ducha o un baño caliente o bien sumergir los senos en un recipiente con agua tibia.

- Masajee sus senos en forma circular con la parte plana de sus dedos (Figura 22, p. 54).

- Rote su pezón entre el pulgar y los demás dedos. Con esto se desencadena el reflejo de bajada de leche y facilita la extracción.

- Relájese y piense en su bebé. Esto hace que la leche salga y que aumente la cantidad obtenida. A veces es útil mirar una fotografía de su bebé, agarrar una prenda de él, escuchar música o una cinta de relajación.

Programe algunos ejercicios de relajación, por lo menos una vez al día, aunque no pueda hacerlo justo antes de bombear.

■ Ajuste el control de succión de la bomba al nivel más bajo. Humedezca con agua el saliente de la bomba (la parte en forma de cono). Coloque su pezón en la abertura. Siga las instrucciones provistas con la bomba.

■ Es posible que transcurran varios minutos antes de que fluya la leche. Bombee hasta que disminuya el flujo de la leche (sólo un goteo). Si bombea ambos senos a la vez, descanse varios minutos y luego repita esto una o dos veces. Si bombea primero un seno y luego el otro, puede cambiar de seno sin necesidad de esperar. Poco a poco aumente la presión, siempre y cuando se sienta cómoda. Con el bombeo doble, es posible que note que un seno se ablanda antes que el otro y que tiene que seguir bombeando uno solo y masajearlo para que se alivie.

■ Exprima cada seno hasta extraer la cantidad necesaria de leche o que sus senos se ablanden. Observe sus senos y el flujo de leche en vez del reloj. Refrigere o congele la leche para usarla después. El recipiente de recolección que viene incluido en muchas bombas se puede utilizar también para guardar la leche. Vea el Capítulo 20 para saber cómo guardarla.

■ Si tiene que interrumpir una sesión de bombeo, puede reanudar la tarea después de transcurrido un tiempo breve.

■ Después de cada uso lave la bomba con agua caliente y jabón y enjuague bien. Durante las horas de trabajo, enjuague el juego de recolección con agua caliente y luego lávelo con agua caliente y jabón en cuanto llegue a casa.

■ Al igual que con la lactancia, la paciencia y la práctica son las claves del éxito.

Cómo elegir una bomba sacaleche

¡La mejor bomba es la que funciona bien para usted!

Algunas madres rentan o compran una bomba sacaleche durante las últimas semanas de embarazo a fin de estar listas para regresar al trabajo. Sin embargo, una vez que tenga a su bebé en los brazos, puede que descubra que los planes que hizo durante el embarazo han cambiado. Por ejemplo, es posible que decida trabajar menos horas y bombear menos de lo que tenía planeado. Por esta razón, tal vez es mejor esperar hasta que nazca su bebé para elegir la bomba.

Las bombas sacaleche pueden rentarse o comprarse en los hospitales, estaciones de renta y compañías de suministros médicos. Pregúntele al pediatra, consejero de lactancia o enfermera cuál es el lugar más cercano a su hogar.

Las siguientes sugerencias la ayudarán a elegir la bomba sacaleche adecuada para usted.

Tipos de bombas sacaleche.

Se indican a continuación los distinctos tipos de bombas sacaleche.

- **Bomba sacaleche manual.** Existen muchos tipo de bombas sacaleche manuales, incluidas los de tipo cilíndrico, de mango de apriete y bulbo de goma (Figura 12, p. 19). Necesita las dos manos para usar algunas de estas bombas y sólo una para otras. Muchas madres eligen las bombas de mano porque son más baratas y más fáciles de obtener. Aunque algunas bombas sacaleche funcionan bastante bien, otras ofrecen mala succión y mala extracción de la leche. Puesto que usted no puede controlar la succión en el caso de las bombas sacaleche con bulbo de goma, es más fácil dañarse los pezones, de modo que debería evitar este tipo de bombas.

- **Bomba sacaleche con pilas.** Este tipo de bomba tiene un pequeño motor y usa dos pilas para generar succión. El tipo de pilas depende de la bomba. A medida que disminuye la potencia de las pilas, el poder de succión también disminuye. Algunas bombas que funcionan con pilas tienen adaptadores de CA que limitan el uso de las mismas. A algunas madres les gustan estas bombas porque solamente es necesaria una mano para hacerlas funcionar. Sin embargo, reemplazar las pilas puede ser muy costoso si se usa la bomba con frecuencia. Puede utilizar pilas recargables, pero suelen producir menos succión que las alcalinas.

- **Bomba sacaleche eléctrica semiautomática.** Este tipo de bomba crea una succión constante. Para liberar la succión, usted tiene que tapar y destapar un pequeño agujero que hay en la base del cono. Un exceso de succión puede dañar los pezones, de modo que vaya con cuidado para liberar la succión con regularidad.

- **Bomba sacaleche completamente automática.** Este tipo de bomba (Figura 27, p. 73) cicla rutinariamente la cantidad de succión producida. Con esto se limita el riesgo de lesionar los pezones y se incrementa la producción de leche extraída. Además, las bombas completamente automáticas suelen venir con dos juegos de recolección, individual y doble, para que pueda bombear uno o dos senos a la vez.

Factores a tener en cuenta

He aquí algunos factores a tener en cuenta a la hora de elegir una bomba sacaleche:

■ razón de su uso (incrementar o establecer el suministro de leche, proporcionar un suplemento de vez en cuando, alimentar a un bebé prematuro)

■ frecuencia de uso

■ eficacia

■ comodidad

■ facilidad de operación

■ facilidad de limpieza

■ disponibilidad

■ durabilidad

■ costo

Funciones que necesita:

■ rango de presión

■ control de succión

■ tamaño y forma del cono

■ capacidad de almacenaje

■ protección contra flujo inverso

Los rebordes están hechos de silicona, plástico blando o duro, o cristal. Vienen en distintos tamaños para adaptarse a distintos pezones y senos. De ser necesario, se puede colocar un inserto para mejorar el ajuste del reborde.

Muchas bombas tienen partes especiales que encajan dentro del mismo y que previenen que el flujo de la leche exprimida se derrame sobre el motor o la caja donde se instalan las pilas.

Las madres que tienen planeado bombear de vez en cuando (una o dos veces a la semana) deberían hacerlo con la mano, con una bomba manual, una de pilas o una eléctrica semiautomática. Las bombas manuales y que funcionan con pilas deben comprarse en vez de rentarse.

Si prefiere poder bombear un seno mientras lacta a su bebé con el otro, le recomendamos que use una bomba sacaleche que se exprima con la mano, una de pilas o una eléctrica semiautomática. Todas ellas pueden hacerse funcionar con una sola mano.

Si tiene planeado extraer leche con frecuencia (una o más veces al día) o durante varias semanas o meses, le recomendamos que rente o compre una bomba sacaleche eléctrica totalmente automática.

Este tipo de bomba suele venir con un juego de recolección doble que le permite bombear ambos senos a la vez, con lo que se ahorra tiempo y energía (Figura 26, p. 69). Además, el doble bombeo incrementa los niveles de prolactina y de producción de leche.

La mayoría de las bombas están diseñadas para ser usadas por una sola persona (bombas sacaleche para un solo usuario), pero ciertas bombas eléctricas totalmente automáticas pueden ser usadas por más de una persona (bombas sacaleche para múltiples usuarios). Las bombas que se usan en el hospital (industriales) o que están disponibles para rentar deben poder ser utilizadas de forma segura por más de una persona. Las bombas para múltiples usuarios pueden limpiarse a fondo para asegurarse de que la leche de una madre no entre en contacto con la de otra.

La Tabla 6 de la página siguiente describe las cualidades de la mejor bomba de acuerdo a sus necesidades.

Tabla 6. Consejos para elegir una bomba sacaleche

OBJETIVO	MÉTODO DE BOMBEO				
	EXTRACCIÓN MANUAL	BOMBA MANUAL	BOMBA CON PILAS	BOMBA ELÉCTRICA SEMI-AUTOMÁTICA	BOMBA ELÉCTRICA TOTALMENTE AUTOMÁTICA
Para iniciar el suministro de leche					X
Para aumentar el suministro de leche	X	X	X	X	X
Para suministrar un suplemento ocasional	X	X	X		
Para suministrar la leche necesaria para un bebé prematuro hospitalizado					X
Para extraer leche una o dos veces por semana	X	X	X	X	
Para extraer leche una o más veces al día o durante varias semanas o meses					X
Para extraer leche mientras su bebé lacta en el otro seno		X (modelos con mango de apriete)	X	X	
Para bombear ambos senos a la vez				X	X

20 Almacenamiento de la leche humana

Puesto que el tiempo y la temperatura a los que se guarda la leche pueden afectar las sustancias nutritivas de la misma, las recomendaciones de almacenaje varían. En interés de la seguridad, manipule la leche como cualquier otro alimento: Use recipientes para guardar comidas, almacene su leche en un lugar fresco y refrigérela cuanto antes, o congélela si tiene que usarla después. Si guarda leche para un bebé nacido a término y sano, siga estos simples consejos:

- Guarde su leche en cualquier recipiente indicado para alimentos. Etiquete todos los recipientes con la fecha y la hora. Deje espacio suficiente para expansión en caso de que congele la leche.

- Ponga una sola porción por recipiente. Se puede descongelar más de un recipiente si se necesitan grandes cantidades. Durante los primeros 3 meses, los bebés comen aproximadamente unas 2 onzas y 1/2 por libra cada día. Un bebé de 8 libras come 2 onzas y 1/2 x 8, es decir 20 onzas al día. Para poder calcular el tamaño de la porción, divida las ingestas diarias por el número de sesiones de lactancia. Puesto que 20 onzas / 10 sesiones = 2 onzas, es conveniente que la madre de un bebé de 8 libras congele porciones de 2 onzas.

- Puede combinar pequeñas cantidades de leche materna para hacer una sola porción. Si combina leche fresca con leche congelada, enfríe primero la leche fresca en la nevera para evitar que se descongele la parte de leche congelada.

- El tiempo de almacenamiento recomendado varía dependiendo del estudio. Para no correr riesgos, guarde la leche a temperatura ambiente (25°C ó 77°F) hasta 5 horas, en la nevera (4°C ó 39°F) hasta 5 días, en la sección del congelador de una nevera/congelador compacto (-5°C ó 23°F) hasta 5 meses o en un congelador vertical u horizontal (-20°C ó -4°F) hasta 12 meses (Figura 38). Es fácil recordar estos tiempos de almacenamiento, basta con contar el número de dedos de la mano—¡cinco!

■ La leche humana guardada en la nevera o en el congelador se coloca en el centro del compartimiento, lejos de la puerta para evitar los cambios de temperatura. No ponga la leche en la puerta de la nevera o del congelador.

■ Para descongelar, coloque un recipiente sin abrir en la nevera o en un pote con agua tibia. No descongele la leche de su bebé en un horno de microondas. Este horno destruye las células vivas y calienta la leche de forma desigual con lo que es fácil que su bebé se queme.

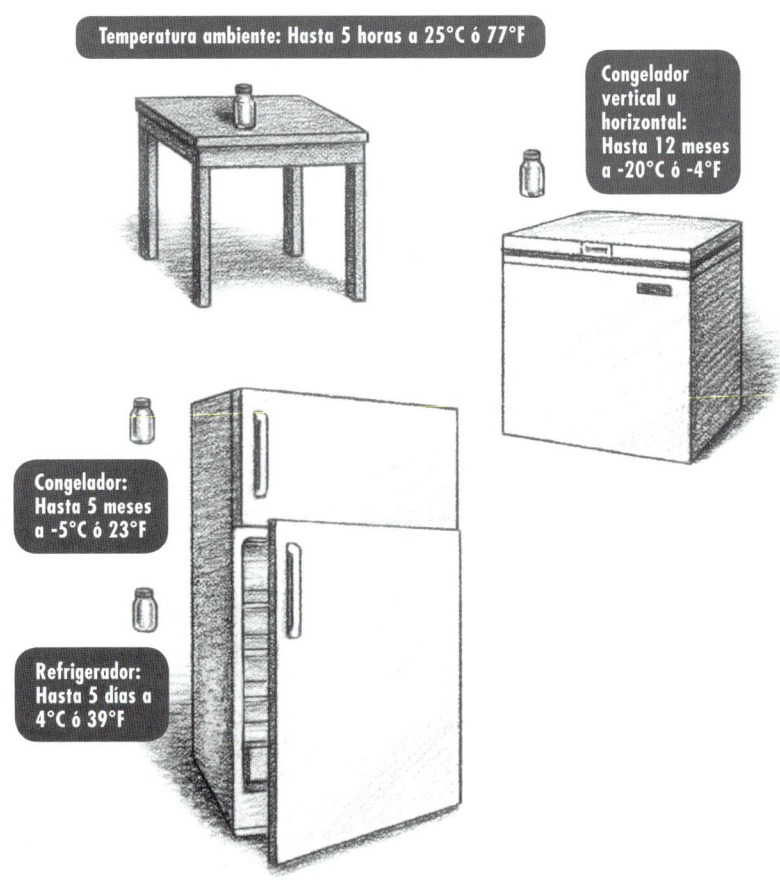

Figura 38
Guía para guardar la leche materna para bebés sanos nacidos a término.

■ La leche materna puede servirse fría directamente de la nevera o a temperatura ambiente. No es necesario calentarla. Si su bebé prefiere la leche a temperatura ambiente, simplemente coloque un recipiente sin abrir en un pote con agua tibia por varios minutos.

■ La leche que se ha descongelado en la nevera tiene que usarse a las 4 horas como máximo desde que se sacó de la misma o en un plazo de 24 horas si se guarda en ella. La leche que se ha descongelado en un pote con agua tibia debe usarse inmediatamente o puede guardarse en la nevera hasta 4 horas.

■ La leche fresca que se ha dejado en el recipiente (biberón o taza) debe guardarse en la nevera y usarse como mucho hasta 1 hora más tarde para completar la sesión de lactancia. La leche previamente congelada que se dejó en el recipiente debe desecharse.

Tabla 7. Recomendaciones para guardar la leche humana para los bebés sanos nacidos a término*

LECHE HUMANA	TEMPERATURA AMBIENTE (25°C Ó 77°F)	NEVERA (4°C Ó 39°F)	CONGELADOR DE LA NEVERA (-5°C Ó 23°F)	CONGELADOR VERTICAL U HORIZONTAL (-20°C Ó -4°F)
Fresca	Úsela dentro de las 5 horas	Úsela dentro de los 5 días	Úsela dentro de los 5 meses	Úsela dentro de los 12 meses
Previamente congelada, descongelada en la nevera	Úsela dentro de las 4 horas	Úsela dentro de las 24 horas	No vuelva a congelarla	No vuelva a congelarla
Previamente congelada, descongelada con agua tibia	Úsela de inmediato	Úsela al cabo de 4 horas	No vuelva a congelarla	No vuelva a congelarla

* La leche materna fresca es lo mejor para su bebé.

Hasta cuándo vaya a lactar depende de sus necesidades y las de su bebé. Algunas madres lactan durante varias semanas o meses y otras durante varios años.

Algunos bebés empiezan a perder interés por la lactancia entre los 6 y 12 meses cuando se introducen los alimentos sólidos y a otros no les apetece tanto acurrucarse y lactar una vez que han empezado a caminar. Algunas veces, ocurre algo que obliga a la separación entre la madre y su bebé y hace necesario el destete. Sin embargo, normalmente el destete ocurre porque la madre necesita regresar al trabajo o a la escuela, o bien por presiones sociales y culturales.

En muchas culturas occidentales, donde se valora la independencia, el primer diente o el primer paso de un bebé pueden considerarse indicios de que hay que destetar. En realidad, el momento correcto para destetar es cuando su hijo, pareja o usted decidan que ha llegado la hora de hacerlo. Aunque es posible que la familia y los amigos estén ansiosos por aconsejarle porqué, cuándo y cómo destetar, solamente usted sabe lo que es mejor para usted y para su hijo.

Aunque incluso las cantidades pequeñas de leche materna son valiosas, cuanto más lacten la madre y su bebé, mayores son los beneficios para ambos. La Academia Americana de Pediatría, la Organización Mundial de la Salud y el Fondo de las Naciones Unidas para la Infancia (UNICEF) recomiendan lactar exclusivamente durante los primeros 6 meses de vida, y seguir lactando con alimentos complementarios por lo menos 1 ó 2 años.

A pesar de estas recomendaciones, las madres de las culturas occidentales que deciden seguir lactando después del primer año tienen que enfrentarse a menudo a la opinión negativa de familiares y amigos. Afortunadamente, hay cambios culturales que están teniendo lugar, aunque lentamente. Mientras tanto, rodéese de gente que apoye su decisión de darle a su bebé lo mejor de lo mejor.

¿Cuándo debería empezar a darle a mi bebé alimentos sólidos?

No existe ninguna edad mágica en la que los bebés de repente están listos para recibir alimentos sólidos. Los bebés crecen y se desarrollan a su propio ritmo, de modo que es importante estar atento a las señales que indican que están listos para comer alimentos sólidos. Entre estas señales se incluyen las capacidades de:

- sentarse sin apoyo

- controlar su cabeza

- llevarse comida a la boca

- tragar alimentos sólidos sin ahogarse

La mayoría de los bebés demuestran interés por los alimentos sólidos aproximadamente a los 6 meses de edad y les gusta tomarlos de los platos de los demás. Estas tempranas alimentaciones con comidas sólidas son el aprendizaje ideal para su bebé. ¡No le sorprenda ver que la mayor parte de la comida termina en cualquier lugar menos en la boca de su bebé!

¿Cómo empiezo el destete?

El destete es un proceso paulatino de los bebés de "independizarse" y de las madres de "dejar ir". El destete empieza de manera natural cuando empiezan a introducirse los alimentos sólidos y los líquidos que no son la leche materna y sigue hasta que la leche materna se reemplaza por completo por otros alimentos.

El proceso de destete puede durar días, semanas, meses o, idealmente, años. Las madres de las culturas occidentales tienden a destetar antes que las no occidentales, aunque se está volviendo más común destetar más tarde. El promedio de edad de destete en todo el mundo es entre los 2 y 4 años y, en ciertas culturas, los niños lactan durante 5 a 7 años.

El destete es más fácil cuando tanto la madre como el hijo están dispuestos a hacerlo, pero normalmente uno de los dos es el que decide. Con tiempo suficiente, casi todos los niños quiere destetar por sí mismos, pero las culturas desempeñan un papel muy importante en la decisión. Muchas madres de las culturas occidentales, donde la lactancia prolongada es menos común, son reacias a lactar una vez que el bebé está crecido.

Lo más importante no es el destete en sí o el por qué del mismo, sino hacerlo gradualmente. El destete, especialmente si es repentino, puede causar en las madres sentimientos de tristeza o culpabilidad.

Estos sentimientos empeoran si el bebé no está dispuesto a dejar de lactar. La sensación de tristeza también puede deberse, en parte, al descenso del nivel de prolactina en la madre, pero más probablemente al fin inesperado de una relación de lactancia.

Algunas madres están dispuestas a renunciar al acercamiento que la lactancia les brinda, mientras que otras no. La mayoría de las madres tienen sentimientos contradictorios acerca del destete. Aunque estos sentimientos son comunes y desaparecen con el tiempo, le ayudará hablarlo con la gente en la que confía. También es posible que le ayude recordar que los beneficios de la lactancia prosiguen aún después del destete.

Consejos para un destete paulatino

- Reemplace una lactancia diaria por vez, con alimentos sólidos o líquidos, dependiendo de la edad y la capacidad de su bebé. Elija las sesiones de lactancia en las que su bebé está menos interesado.

- Si su bebé tiene menos de 1 año, utilice fórmula fortificada con hierro como reemplazo de las sesiones de lactancia. No le dé leche de vaca entera. Si su hijo tiene entre 1 y 2 años de edad, puede darle leche de vaca entera. La leche baja en grasas o descremada puede darse a los niños de más de 2 años.

- Si su bebé puede sentarse, controlar su cabeza y llevarse comida a la boca, está listo para tomar alimentos sólidos. Esto suele ocurrir a los 6 meses de edad. Darle alimentos sólidos por primera vez puede ser toda una aventura, así que ¡prepárese!

- Elija alimentos que satisfagan la necesidad de hierro que tiene su bebé. Se recomiendan las carnes y los cereales fortificados con hierro.

- Espere entre 5 y 7 días antes de ofrecerle cada alimento nuevo, para poder detectar señales de alergia.

- Coloque los líquidos en un biberón o taza, según la destreza y edad de su bebé. Incluso los recién nacidos pueden aprender a alimentarse con taza, de modo que tal vez prefiera usar la taza y evitar los biberones. Si usa un biberón, pruebe distintos tamaños de chupete hasta encontrar aquel que su bebé acepte. Los chupetes con flujo lento pueden disminuir la diferencia entre el biberón y la lactancia. Si utiliza una taza y su bebé es capaz de sentarse y sujetarla por sí mismo, le recomendamos que use una taza con dos asas y tapa a presión para evitar derrames.

- Con frecuencia, los bebés rechazan los alimentos que les ofrece la madre, de modo que es necesario pedirle a otro miembro de la familia que le ayude con el reemplazo. Después de muchos meses de lactancia, los hermanos, hermanas y padres sueles estar contentos de poder alimentar al bebé.

- Reemplace solamente una lactancia diaria, no antes de 3 a 5 días hasta que se haya completado el destete. Muchos bebés están poco dispuestos a renunciar a las lactancias a primera hora de la mañana, antes de la siesta y antes de ir a dormir. Si su bebé se resiste, siga lactando a esas horas, pero trate de acortar la duración de las sesiones.

- Acune con más frecuencia a su bebé. Él necesita saber que la separación del seno no significa la separación de usted. Los abrazos y besos le harán comprender que su amor y cariño siguen siendo los mismos aunque se interrumpa la lactancia.

- Distraiga al bebé activo y curioso con juegos, actividades al aire libre y cuentos.

- Ofrézcale alimentos que les gusten a los niños pequeños, como los que se comen con las manos.

- Espere que algo de producción de leche materna prosiga durante muchos días o incluso semanas después del destete.

Consejos para un destete repentino

- Extraiga con la mano o con la bomba sacaleche una pequeña cantidad de leche para aliviar los senos y evitar que retengan leche. Exprimirla puede ser más fácil si usa un paño con agua tibia, se toma una ducha o un baño caliente o bien sumerge los senos en una jofaina con agua tibia. Extraiga solamente suficiente leche para no sentirse tan llena y prevenir la retención de leche. Cuanta más leche extraiga, más leche producirá.

- Coloque hielo en los senos para calmar el dolor y reducir la hinchazón. Las compresas frías, bolsas de guisantes congelados envueltas en paños húmedos o las hojas de col frías y enjuagadas funcionan bien.

- Lleve puesto un sujetador especial para comodidad y soporte.

- Tome acetaminofeno o ibuprofeno para el dolor.

¿Cambiarán el tamaño y forma de mis senos con la lactancia?

No. La lactancia no cambia permanentemente la forma y tamaño del seno. Algunas madres encuentran que sus senos disminuyen y caen un poco más después de dar a luz. Esto puede pasar tanto si decide lactar como si no. Estos cambios se deben a los genes, la edad y el aumento de peso. Normalmente, cuánto más peso aumente durante el embarazo, más se encogerán y caerán una vez que pierda el peso que ganó.

¿Puedo lactar y perder peso?

Sí. Usted necesita de 500 a 1,000 calorías diarias para producir leche, además de las 1,800 calorías que necesita su organismo. Aunque puede añadirle 500 calorías a su dieta y todavía perder peso, la mayoría de las madres producen un buen suministro de leche mientras ingieren la misma cantidad de calorías. El almacenamiento de grasas durante el embarazo normalmente satisface las necesidades de calorías de más. Con frecuencia, las madres opinan que perder peso es más fácil y hacen lo posible para mantenerlo. Sin embargo, si quiere perder esas libras o kilos de más, evite los alimentos con poco o ningún valor nutritivo.

¿Tengo que seguir alguna dieta especial durante la lactancia?

No. Siempre y cuando coma toda variedad de alimentos (panes, frutas, verduras, productos lácteos, proteínas y grasas), y beba para saciar la sed, no es necesario que siga una dieta especial. Puede estar segura de que está bebiendo suficiente si el color de su orina es transparente o amarillo pálido. Algunas veces, ciertos alimentos que toma la madre pueden hacer que el bebé se vuelva quisquilloso. Los productos lácteos, las nueces, huevos, trigo, chocolate y café o té pueden ser la causa. Si ciertos alimentos hacen que su bebé se ponga quisquilloso, es posible que tenga que limitarlos.

¿Puedo fumar durante la lactancia?

Sí y no. Fumar cigarrillos hace que baje el contenido de grasa de la leche y que disminuya su producción. Puede que esto explique por qué las madres que fuman lactan durante cortos periodos de tiempo. Fumar también incrementa el riesgo del síndrome de muerte repentina del recién nacido (sigla en inglés SIDS). Debido a que las ventajas de la lactancia son mayores que los riesgos que implica fumar, igualmente se estimula a las madres que fuman a que lacten. Si es posible, reduzca el número de cigarrillos que fuma al día, y evite fumar en la casa, el automóvil o cerca de su bebé.

¿Puedo beber alcohol durante la lactancia?

Sí y no. El alcohol pasa fácilmente a la leche materna. Cuando una madre consume varias bebidas alcohólicas cada día, puede afectar el desarrollo motriz de su hijo (p.ej., capacidad de andar a gatas, caminar, agarrar y sujetar). Incluso tomar una o dos bebidas alcohólicas puede afectar la capacidad de la madre de cuidar de su bebé. Para reducir los efectos del alcohol para usted y su bebé, no beba más de 1 ó 2 veces a la semana y no lacte por lo menos hasta 2 horas después de haber bebido.

¿Pueden ciertas comidas cambiar el color de la leche materna?

Sí. Algunas madres dicen que su leche es naranja, verde o negra dependiendo de lo que comen y de ciertos medicamentos que toman. Si el color de su leche materna cambia de un blanco azulado (leche aguada) o de un blanco cremoso (leche gorda) a otro color, haga una lista de las comidas o medicamentos que ha tomado para saber la causa. Si el cambio de color continúa, llame a su médico, al pediatra o a un consejero de lactancia. Siga lactando, siempre y cuando su bebé no muestre indicaciones de estar enfermo (vómitos, diarrea o fiebre).

¿Puedo lactar si hay sangre en mi leche materna?

Sí. El sangrado puede ocurrir si se han dañado el seno o el pezón. Su leche puede ser rosa, roja o anaranjada. Si sus pezones están dañados, ponga calostro, leche materna o lanolina en el área dañada para ayudar a que cure. Si la causa de sangre no se ve fácilmente y dura varios días, consulte a su médico. Siga lactando, siempre y cuando su bebé no muestre indicaciones de estar enfermo (vómitos, diarrea, o fiebre). Aunque sangrar casi nunca es grave, si continúa también puede ser un indicio de cáncer de seno.

¿Qué pasa si me enfermo y necesito tomar un medicamento?

La mayoría de los medicamentos son seguros durante la lactancia, tanto para las madres como los bebés. Siempre consulte con su médico antes de tomar cualquier medicamento, incluidos los que se venden sin receta médica (de venta libre). Recuerde a su médico que está lactando, para que le recomiende un medicamento que sea seguro y eficaz.

¿Es la lactancia una "atadura"?

Sí y no. Al principio, cuando los bebés lactan a menudo, la lactancia toma tiempo. Una vez que su suministro de leche sea estable (de 6 a12 semanas después de dar a luz) y su bebé lacte con menos frecuencia, le parecerá más fácil moverse. Si es necesario, sustituya una sesión de lactancia con leche materna extraída o fórmula para bebés. Para ello, puede usar una taza, una cuchara con mango hueco, un gotero, una cuchara de té o un biberón, lo que prefiera.

Quiero lactar, ¿pero qué pasa si me da vergüenza?

A algunas madres les da vergüenza cuando empiezan a lactar y a otras no. La forma en que se sienta dependerá de su experiencia lactando y de las personas que la rodean. Por desgracia, muchas personas ven al seno como un objeto sexual. Como consecuencia, muchas mujeres se sienten incómodas manipulando o mostrando sus senos, incluso si es para algo tan natural y maravilloso como la lactancia. Sea consciente de sus propios sentimientos. Si es necesario, busque un lugar privado para lactar. Descuelgue el teléfono. Ponga un cartel pequeño en su puerta que diga, "Bebé hambriento, no molestar". Con paciencia y práctica aumentará su confianza hacia la decisión de lactar. Recuerde que las madres con experiencia pueden lactar discretamente en cualquier lugar (Figura 39).

¿Cómo puedo saber si mi bebé come lo suficiente?

La cantidad de leche procedente de los senos que toma el bebé en cada lactancia, es algo que no se puede medir. En consecuencia, a muchas madres les preocupa si sus bebés comen lo suficiente. Hay algo importante que recordar sobre su bebé, "Nada sale por abajo a menos que entre por arriba".

Las siguientes indicaciones le ayudarán a que se sienta segura:

- Después del primer día, espere por lo menos tres evacuaciones al día durante los próximos 3 días y por lo menos cuatro evacuaciones al día durante las próximas 4 semanas.

  - Las heces de su bebé serán negras y pegajosas (meconio) durante el primero y segundo día, verdes y pastosas el tercer y cuarto día, y amarillas, como con semillas y aguadas, el quinto día.

  - ¡Las heces de los bebés que lactan parecen una combinación de agua, mostaza amarilla, requesón y semillas de sésamo! Lo normal son heces acuosas frecuentes y pequeñas con muy poco material sólido. A veces, lo único que ve es una mancha amarilla del tamaño del puño de su bebé.

- Después de 4 a 6 semanas, espere heces más grandes y menos frecuentes. Muchos bebés hacen una hez grande cada 1 a 5 días, mientras que otros siguen teniendo evacuaciones frecuentes y pequeñas cada día durante varios meses.

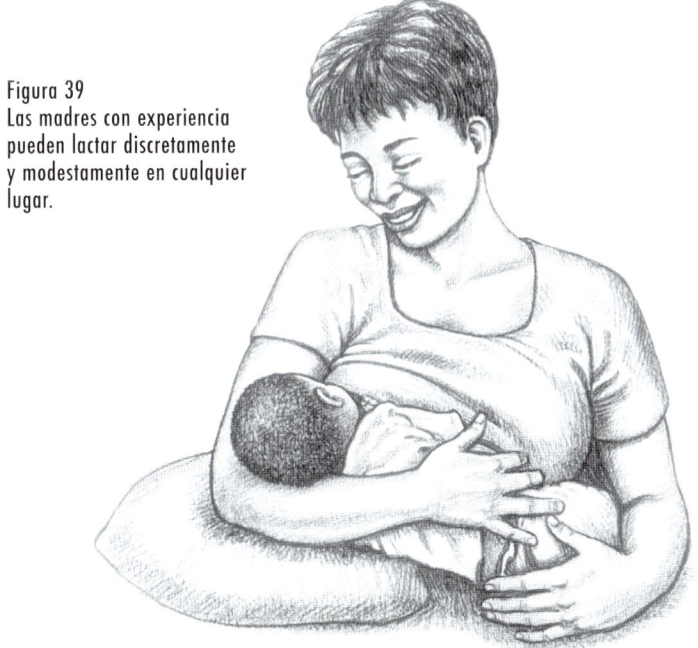

Figura 39
Las madres con experiencia
pueden lactar discretamente
y modestamente en cualquier
lugar.

■ Espere que la orina de su bebé sea de color amarillo pálido y que moje como mínimo seis pañales por día para el quinto día. Muchos padres encuentran difícil saber si un pañal desechable está mojado ya que absorben tan bien el líquido. Para estar segura, coloque papel higiénico abundante dentro del pañal al cambiarlos.

■ Aunque los pañales mojados son importantes, una disminución en el número de las evacuaciones es la primera señal de que su bebé no está comiendo lo suficiente (vea la Tabla 8).

¿Tengo que darle suplementos vitamínicos y minerales a mi bebé?

Sí y no. Si usted tiene un bebé sano nacido a término, la leche humana proporciona todas las vitaminas y minerales (hierro y fluoruro) que su bebé necesita durante los primeros 6 meses de vida. Existen dos excepciones, las vitaminas K y D. La vitamina K se administra rápidamente después de nacer para prevenir el sangrado. La fuente principal de vitamina D es el sol, pero la cantidad de luz solar es difícil de medir. Debido a que un exceso de luz solar puede ser perjudicial, los médicos recomiendan un suplemento de 200–400 IU de vitamina D cada día empezando poco después de nacer. Los bebés almacenan suficiente hierro en su hígado durante las últimas semanas del embarazo, a fin de que se satisfaga su necesidad durante los primeros 6 meses. Después de los 6 meses, se recomienda darle de comer alimentos sólidos ricos en hierro.

Si lacto, ¿puedo darle además un chupete a mi bebé?

Sí y no. Los chupetes pueden interferir con los hábitos de succionar de su bebé, disminuir su suministro de leche, incrementar el riesgo de infecciones del oído y conducir a un destete temprano. Sin embargo, algunos estudios demuestran que los chupetes pueden hacer disminuir el riesgo de SIDS. Durante las primeras semanas, cuando usted y su bebé están aprendiendo a lactar, debería evitar los chupetes. Cuando su bebé lacte bien (a las 4 a 6 semanas de nacer) y aumente de peso (4 a 8 onzas a la semana), podrá ofrecerle uno. Puesto que algunos bebés quieren succionar más allá de su necesidad de comer, algunas madres encuentran útil darles un chupete. En cambio, muchos bebés que lactan se chupan los puños y los dedos y rechazan los chupetes.

¿Puedo dormir con mi bebé?

Sí y no. Cuando los bebés están cerca, las sesiones de lactancia son más fáciles, las madres duermen más y los bebés corren menos riesgos de

Tabla 8. Indicios importantes que todos los padres que lactan deberían saber

INDICIOS DE QUE SU BEBÉ SE ALIMENTA BIEN*	INDICIOS DE QUE SU BEBÉ NO SE ALIMENTA LO SUFICIENTE*
Su bebé está alerta y activo.	Su bebé duerme más de lo normal.
Su bebé está feliz y satisfecho después de lactar.	Su bebé está agitado y quisquilloso después de lactar.
Su bebé lacta por lo menos ocho veces cada 24 horas.	Su bebé lacta menos de ocho veces cada 24 horas.
Oye o ve como su bebé traga mientras lacta.	No oye ni ve que su bebé trague mientras lacta.
Su bebé pierde menos del 7% de su peso al nacer, durante los primeros 5 días.	Su bebé pierde más del 7% de su peso al nacer, durante los primeros 5 días.
Su bebé empieza a ganar peso después del quinto día y vuelve a recuperar al peso de su nacimiento a los 10 días de edad.	Su bebé sigue perdiendo peso después del quinto día y está por debajo del peso de su nacimiento a los 10 días de edad.
Su bebé gana entre 4 y 8 onzas cada semana después de la primera semana.	Su bebé gana menos de 4 onzas cada semana después de la primera semana.
Su bebé hace 3 o más evacuaciones** por día después del primer día, con 4 o más por día para el quinto día.	Su bebé hace menos de 3 evacuaciones** por día después del primer día.
El color de las evacuaciones de su bebé cambia de negro a amarillo al quinto día.	Las evacuaciones de su bebé siguen siendo negras o verdes al quinto día.
La orina de su bebé es transparente o amarillo pálido y moja 6 o más pañales al día al quinto día.	La orina de su bebé es roja o amarilla oscuro y moja menos de 6 pañales al día al quinto día.

* Si hay indicios de que su bebé no está comiendo lo suficiente, llame inmediatamente al pediatra.
** Se considera una evacuación una mancha del tamaño del puño de su bebé o como mínimo 1 taza de té de material sólido.

contraer el síndrome de muerte repentina del recién nacido (SIDS). Los estudios de investigación demuestran que los bebés a menudo duermen en más de un lugar, incluidos cochecitos, cunas, camas portátiles, bacinetes, co-sleepers (camas para bebé que se montan junto a las camas de los adultos) y camas de adultos. Si bien algunas áreas de dormir son seguras, otras no lo son. Existen ciertas condiciones y conductas que hacen que un área segura no lo sea. Las siguientes sugerencias le ayudarán a que usted y su bebé duerman sanos y salvos.

■ Coloque a su bebé boca arriba. No lo coloque boca abajo o de lado.

■ Coloque a su bebé en un saco de dormir para bebés o tápelo solamente con una manta ligera. No use edredones, colchas, ni almohadones.

- Vista a su bebé con una sola capa de ropa. No deje que se acalore.

- Coloque a su bebé en un colchón firme. No lo coloque en una cama de agua, sofá o silla.

- No coloque a su bebé solo en una cama de adultos.

- No coloque a su bebé en una cama de adultos junto con niños mayores.

- Los padres no deberían dormir con su bebé si están excesivamente cansados.

- Los padres que fuman no deberían dormir con su bebé.

- Los padres que han consumido alcohol o drogas no deberían dormir con su bebé.

- Los padres que tienen mucho sobrepeso no deberían dormir con su bebé.

Si tiene preguntas acerca de dormir con su bebé, háblelo con el pediatra.

Si mi bebé tiene un cólico, ¿puedo lactar?

Sí. El cólico, que hace que el bebé esté inquieto y llore por horas todos los días, sin razón aparente, se produce en el 10 a 20 por ciento de los recién nacidos. Ocurre tanto en los que lactan como en los que se alimentan con fórmula. Los síntomas normalmente aparecen de 2 a 6 semanas después del parto y desaparecen a las 12 a 16 semanas de edad. La causa del cólico no está clara. A veces ocurre porque se lo alimenta demasiado o debido a algo que come la madre o el bebé. Otras veces la causa no se descubre.

Si tiene un bebé muy quisquilloso, ofrezca un seno en cada sesión de lactancia. El resultado será un volumen bajo, pobre en azúcar y muy rico en grasas, en vez de una comida de mucho volumen, rica en azúcar y pobre en grasas. Además, evite darle a su bebé fórmulas que contengan leche de vaca, y evite consumir usted productos lácteos, huevos, nueces y trigo (vea "Cómo lactar a un bebé con historial de enfermedades alérgicas", p. 106).

Los sonidos o vibraciones constantes ocasionadas por aspiradoras, secadoras, motores o televisores mal sintonizados pueden calmar a un bebé quisquilloso. Una compresa tibia en el abdomen también puede ser de ayuda. Un baño o un paño tibio o un biberón de agua tibia también funcionan. Aunque los cólicos no suelen durar más de 16 semanas, ¡puede parecer que duran 16 años! La madre que no puede calmar a su bebé se siente culpable. El padre que no puede calmar a su esposa se siente inútil. Si estos problemas continúan, a veces puede ayudar un medicamento. Tendrá que llamar al médico de su bebé para que le dé una receta.

Rara vez es necesario el destete. Con frecuencia, el uso de fórmula para bebés empeora los síntomas. A medida que crezca y madure su tracto intestinal, también mejorarán los síntomas. Si bien los bebés de ciertas culturas suelen llorar entre 2 y 3 horas al día, en las culturas donde se llevan en cabestrillos la mayor parte del día, los cólicos son poco frecuentes.

Traté de lactar a mi primer bebé, pero no pude producir suficiente leche. ¿Cómo puedo evitar que esto suceda otra vez?

A casi todas las madres les preocupa su capacidad de producir suficiente leche. Algunas tienen menos cantidad de células productoras de leche (alvéolos); sin embargo, esto no es muy común. Cuando el suministro de leche de la madre o el aumento de peso del bebé es bajo, normalmente se debe a que hay pocos conocimientos o poco apoyo. Los siguientes consejos le ayudarán a establecer y mantener un buen suministro de leche:

■ Lacte cuando su bebé se ponga quisquilloso o parezca que tiene hambre. Durante las primeras semanas, tendrá que lactar un mínimo de 8 a 12 veces cada 24 horas o cada 1 a 3 horas durante el día y cada 2 a 3 horas por la noche. A veces, los bebés dormilones no piden comer lo suficiente. Por lo tanto, durante las primeras 4 semanas mantenga a su bebé a su lado día y noche. Preste atención a las primeras señales de hambre o sueño ligero, como retorcerse, mover rápidamente los ojos, hacer sonidos de chupar, llevarse la mano a la boca, toser o bostezar, y ofrézcale el seno en esos momentos.

■ Lacte en el primer seno hasta que su bebé se sacie, antes de ofrecerle el segundo. Si su bebé se duerme durante la lactancia y el primer seno todavía está lleno y duro, interrumpa la succión, haga que eructe, despiértelo y ofrézcale nuevamente ese seno.

■ Ofrezca ambos senos en cada sesión de lactancia. No se preocupe si su bebé parece satisfecho con uno solo. Recuerde que cada seno equivale a una comida completa. Es más importante que su bebé lacte bien en un seno y no que lacte en ambos.

■ Comience cada lactancia con el último seno que ofreció.

■ Evite el use de agua o suplementos de fórmula durante las 4 primeras semanas. Los suplementos pueden confundir el patrón de succión de su bebé y limitar la producción de leche materna.

- Beba para saciar la sed. La orina clara o de color amarillo pálido significa que está bebiendo lo suficiente. Se recomienda beber agua y jugos de frutas sin azúcar. No es necesario beber leche para producirla. Las madres que beben mucha leche o comen muchos productos lácteos pueden tener bebés quisquillosos.

- Coma una dieta equilibrada.

- Descanse mucho. Duerma la siesta mientras su bebé duerme.

- Si hay problemas, pida la ayuda de profesionales entrenados para orientar a las madres lactantes.

¿Cuánto debería aumentar de peso mi bebé al principio?

Su bebé no debería perder más del 7 por ciento de su peso de nacimiento durante los primeros 5 días y debería recuperar ese peso al décimo día. Después de los primeros 5 días, su bebé debería ganar entre 4 y 8 onzas a la semana. A veces, el bebé aumenta de peso despacio. Sin embargo, los patrones de lactancia deben revisarse cuidadosamente, para estar segura de que su bebé se está alimentando lo suficiente.

Los bebés a menudo duplican su peso a los 4 a 6 meses de edad y lo triplican cuando cumplen el primer año.

Tengo planeado darle a mi bebé un sustituto usando leche materna extraída. ¿Cuánta leche debería extraer para una sesión de lactancia?

Un bebé sano nacido a término necesita aproximadamente unas 2 onzas y media por libra cada día (vea "Calcule el tamaño de cada porción de comida durante los primeos 3 meses", p. 117). Por ejemplo, un bebé que pesa 10 libras come 2 onzas y 1/2 x 10 libras, o sea unas 25 onzas diarias. Si el bebé lacta cada 2 ó 3 horas o 10 veces al día y come 20 onzas diariamente, significa que come casi 2 onzas y media. por cada sesión de lactancia. Para estar seguros, extraiga de 3 a 4 onzas de leche materna y guárdela en porciones de 2 onzas para evitar que se desperdicie. Puede usar más de una porción si es necesario.

Algunas madres prefieren sustituir la leche materna con fórmula para bebés. Pida consejo al pediatra.

¿Afectará la lactancia mi vida sexual?

Algunas madres no están tan deseosas de tener relaciones sexuales, debido a que están cansadas, tienen miedo de quedarse embarazadas o de que les duela. Otras, en cambio, encuentran que la lactancia sola ya es suficiente contacto para satisfacer sus necesidades sexuales. No obstante, hay otras que quieren seguir teniendo relaciones sexuales. Hable de sus sentimientos abiertamente con su pareja.

Muchas madres que lactan padecen de sequedad en la vagina (canal de parto) que puede ser causa de dolor durante el coito (acto sexual). Un lubricante soluble en agua, como K-Y Jelly, puede ser de utilidad. Ponga una cantidad pequeña alrededor de la abertura de la vagina antes de tener relaciones sexuales.

Cuando tenga relaciones sexuales, es posible que alcance el clímax u orgasmo. Tener un orgasmo hace que el cerebro libere oxitocina. La oxitocina causa a su vez que salga leche de los senos. ¡Algunos padres piensan que tienen que estar sedientos o llevar un paraguas al acostarse! Para limitar el goteo de leche de los senos mientras tiene relaciones sexuales, lacte a su bebé antes de hacer el amor.

Si lacto, ¿puedo todavía quedar embarazada?

Sí y no. Usted puede adquirir una separación de edad natural entre los hijos si lacta por completo (exclusivamente o casi exclusivamente). En cambio, si su horario de lactancia o rutina limita la frecuencia o duración de las sesiones de lactancia o incluye el uso frecuente de sustitutos de leche materna, tiene más posibilidades de quedar embarazada.

La ovulación (liberación del óvulo) y la menstruación (regla) pueden no ocurrir durante la lactancia, especialmente durante las primeras 6 a 12 semanas. Sin embargo, la mayoría de las mujeres vuelven a ovular y a tener la menstruación durante la lactancia. La ovulación puede ocurrir antes de la menstruación; por lo tanto, no asuma que está a salvo hasta después de su primer periodo menstrual.

Si no quiere quedar embarazada, le recomendamos que use un método anticonceptivo. Las opciones incluyen tapón cervical, condón femenino, diafragma, dispositivo intrauterino (DIU), ligadura de trompas, condón masculino, vasectomía, crema, espuma o gel espermicida. No se recomiendan las píldoras anticonceptivas que contienen estrógeno y progesterona (de combinación) (Figura 1, p.5). Las píldoras anticonceptivas (minipíldoras), los implantes (Implanon, Norplant) o inyecciones (Depo-Provera) que sólo contienen progesterona se cree que son seguras (vea la p. 5). Hable de todas estas posibilidades con su médico.

¿Si quedo embarazada puedo seguir lactando?

Sí y no. Muchas madres siguen lactando durante el embarazo y tienen dos bebés o un bebé y un niño en el seno después del parto. A esto se lo llama lactancia en tándem. Para satisfacer las necesidades de dos bebés que crecen, debe comer una dieta equilibrada que incluya calorías extras, beber para saciar su sed y dormir la siesta cuando los bebés duerman. Si el bebé más pequeño recibe una lactancia completa y el mayor toma algunos alimentos sólidos, usted debería lactar primero al más pequeño.

Durante el embarazo, los senos y pezones de la madre pueden volverse sensibles y el volumen y contenido de la leche materna cambia. Cuando el volumen de leche materna disminuye, el sodio y las proteínas aumentan, con lo que disminuyen la lactosa y la glucosa (azúcares) y, como resultado, la leche parece y sabe más como si fuera calostro. A veces, el bebé mayor o niño pierde interés en el seno (el niño es el que decide cuando destetar) o la sensibilidad del seno, común durante el embarazo, hace que sea doloroso y se produce el destete (la madre es la que decide cuando destetar).

La lactancia puede causar contracciones uterinas, pero no existen pruebas de que el feto en desarrollo (el bebé que aún no ha nacido) esté en peligro. Sin embargo, si usted tiene un historial de partos prematuros o de hemorragias vaginales durante el embarazo, es posible que su médico o comadrona recomienden el destete (vea "Destete", p. 152).

¿Tengo que interrumpir la lactancia cuando al bebé le empiezan a salir los dientes?

No. No tiene que destetar cuando le salen los dientes a su bebé. Las mordeduras pueden darse al final de la sesión, cuando su bebé ya no tiene hambre y se siente juguetón. Simplemente separe a su bebé del seno con un firme "no". Si todavía tiene hambre, ofrézcale el seno de nuevo. Si sigue mordiendo, sepárelo del seno durante varios minutos. Su bebé pronto aprenderá que si muerde se acaba la sesión de lactancia y dejará de hacerlo.

¿Por cuánto tiempo debería lactar?

Hasta que usted o su bebé decidan que hay que parar. Esto puede ocurrir después de varias semanas, meses o años. Los médicos recomiendan sólo lactancia durante los primeros 6 meses. Luego se pueden introducir poco a poco alimentos sólidos, con lo que disminuye la necesidad de tomar leche materna. Sin embargo, la leche humana o la fórmula para bebés son necesarias durante el primer año de vida. Muchas mujeres deciden lactar hasta que el bebé pueda ser destetado fácilmente y esté listo para comer alimentos sólidos y una taza (entre los 12 y 24 meses). Seguir lactando evita los gastos extra de biberones y fórmula.

¿Qué son las rachas de crecimiento?

Las rachas de crecimiento ocurren a menudo durante las primeras 3 semanas, 6 semanas, 3 meses y 6 meses. Sin embargo, pueden darse en cualquier momento. Es posible que su bebé esté quisquilloso, parezca inquieto y quiera lactar continuamente. Los amigos y parientes bien intencionados

Figura 40
Los médicos recomiendan
lactar exclusivamente durante
los primeros 6 meses.

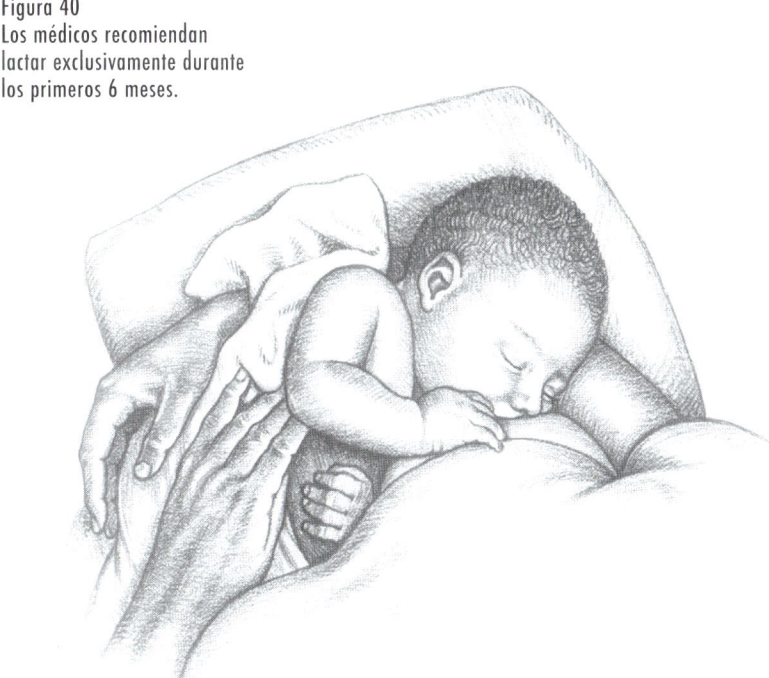

pero sin experiencia pueden sugerirle que "su leche no es lo bastante rica", que "no produce la suficiente leche", que "necesita darle alimentos sólidos o fórmula", o que "ha llegado la hora de interrumpir la lactancia". Después de 2 ó 3 días seguidos de lactancias frecuencias, su suministro de leche se pondrá a la altura de la nueva demanda y la duración y frecuencia de las lactancias disminuirá.

¿Qué son las huelgas de lactancia?

Las huelgas de lactancia se producen cuando su bebé se niega de repente a lactar. La huelga puede durar varias sesiones de lactancia o varios días. A veces la causa puede identificarse con rapidez, como por ejemplo, la salida de un diente, fiebre, infección de oído, nariz tapada (resfriado), estreñimiento o diarrea. A veces la menstruación (regla) o algo que usted come puede cambiar el sabor de la leche. Un desodorante, perfume o talco en la piel de la madre pueden ser la causa de esta huelga. Muy a menudo no se descubre la razón.

Hasta que termine la huelga, tendrá que extraer leche a mano o bombearla para que se vacíen sus senos y mantener el suministro de leche. Siga ofreciéndole el seno. Sin embargo, no insista si su bebé lo rechaza. Déle leche materna extraída con una cuchara de té, un gotero, una cuchara con mango hueco para medicamentos o una taza hasta que reanude la lactancia. Tenga paciencia y relájese. Espere a ver señales de que tenga hambre y ofrézcale el seno en esos momentos. Limite los ruidos y distracciones durante las lactancias. Preste a su bebé una total atención. Las huelgas de lactancia casi nunca terminan en destete. Con el tiempo, su bebé volverá a lactar.

¿Puedo lactar si soy HIV positiva (virus del SIDA)?

Los Centros de Control y Prevención de Enfermedades (sigla en inglés CDC) y la Organización Mundial de la Salud (sigla en inglés WHO) recomiendan que las mujeres con el virus del SIDA no lacten, siempre y cuando vivan en países donde existan suministros limpios y seguros (agua, fórmula, biberones, etc.) con los que alimentar a sus bebés. En cambio, en los países donde el riesgo de muerte durante el primer año de vida por diarrea y otras infecciones es alto (superior al 50 %), se recomienda la lactancia, incluso para las mujeres que tengan el virus del SIDA (HIV positivas). El tratamiento de la leche materna exprimida con calor, la lactancia exclusiva y el uso de medicamentos antivirales durante el embarazo y después de dar a luz pueden reducir el riesgo de que la madre transmita la enfermedad a su bebé.

¿Puedo lactar si uso drogas ilegales?

No. Las mujeres drogadictas y que abusan activamente de drogas no deberían lactar. En cambio, las drogadictas que se estén recuperando o que ya no tomen drogas, pueden lactar. El estricto seguimiento es importante para usted y su bebé.

¿Puedo hacer ejercicio durante la lactancia?

Sí. El ejercicio moderado no afecta la cantidad producida ni al sabor de la leche.

23 ¡Felicidades, es usted madre/padre!

Es posible que piense que después haber nacido su bebé la parte más difícil ya ha terminado. Pero lo cierto es que solamente es el principio de la parte más difícil. Un parto y nacimiento normales pueden durar hasta 18 horas, ¡pero cuidar de los hijos dura 18 años o más! Por desgracia, nada puede prepararle por completo para esos días y semanas que le esperan. Aunque la lectura de libros acerca del cuidado del bebé puede ser de utilidad, no hay nada como la práctica. De modo que respire profundamente y relájese. Está a punto de ser madre.

A muchos padres les sorprende descubrir que la emoción y ansiedad que sentían durante el embarazo son reemplazadas por el miedo y la frustración. Cuando poder dormir más de 4 horas seguidas es sólo un lejano recuerdo, incluso los padres más optimistas empiezan a dudar acerca de su capacidad de cuidar del bebé.

"Puedo hacerlo".

"¿Puedo hacerlo?"

"¡No puedo hacerlo!"

"Tengo que hacerlo".

"¿Cómo puedo hacerlo0"

Al principio, es preferible concentrarse en cómo aprender a alimentar, sostener y calmar a su bebé. A medida que su capacidad de cuidar de su bebé mejore, tendrá más tiempo para ocuparse de otras tareas.

En ciertas culturas, se espera que la madre que lo haga todo sin ayuda. En otras, los miembros de la familia vienen y permanecen semanas o incluso meses ayudando a la madre mientras ésta cuida de su bebé. Sea como sea, los bebés exigen mucho trabajo.

No espere que todo sea perfecto

Actualmente los padres tienen una presión tremenda por ser perfectos. Sin embargo, muchos encuentran que la lactancia es mucho más difícil de lo que pensaban. Aunque algunas madres y bebés—los más afortunados—saben perfectamente lo que hacer, la mayoría necesitan aprender. No sienta que tiene que ser una experta desde el principio. Pueden transcurrir varios días o semanas antes de que usted y su bebé dominen el arte de la lactancia.

"Pensaba que la lactancia era algo natural".

"Me sentía fracasada cuando mi bebé no se prendía al seno".

"Mi bebé dormía todo el tiempo. No podía despertarlo para lactar".

"Temía decirles a mis amigos que había dejado de lactar".

Si tiene dificultades para lactar, se sentirá mejor sabiendo que hay soluciones para cada problema. Tenga este libro a mano y consúltelo siempre que sea necesario. Es posible que las abuelas, madres, hermanas, tías y amigas estén ansiosas por darle consejos, pero sus conocimientos de la lactancia pueden ser limitados. De modo que asegúrese de recibir ayuda de un profesional capacitado para asistir a las madres lactantes.

Cuanta más leche materna recibe su bebé, mayores son los beneficios de salud. Las organizaciones profesionales de la salud recomiendan que se lacte exclusivamente durante los primeros 6 meses y que se siga lactando hasta cumplir el año. Si le es imposible lactar exclusivamente, usted y su bebé igualmente se beneficiarán con cualquier cantidad de leche materna que pueda suministrarle y de la relación entrañable que se produce con la lactancia.

Algunas madres, a pesar de todos sus esfuerzos, no son capaces de lactar a sus bebés. Por fortuna, estas situaciones son inusuales. Si es usted una madre que no puede lactar, la fórmula para bebés puede suministrarle las sustancias nutritivas básicas que su bebé necesita para crecer.

Espere lo inesperado

Por mucho que planifique las cosas, nada puede prepararle para ese día en que son las 3:00 de la tarde y todavía lleva puesto su camisón de dormir, su bebé quiere lactar cada hora, cuando una casa limpia con comidas preparadas es algo que pertenece al pasado ¡y cuando la idea de dormir es mucho más atractiva que la de tener sexo!

Ser padres es el trabajo más importante de una vida, y sin embargo, es para el que recibió menos capacitación. Tendrá que trabajar 24 horas al día, 7 días a la semana, 52 semanas al año—incluidos fines de semana, noches y días festivos. No tendrá ningún paquete de beneficios—ni un plan de jubilación, ni vacaciones pagadas, ni excedencia por enfermedad. Ni siguiera recibirá un salario. La única recompensa para usted será una sonrisa, una carcajada, un abrazo, la primera palabra, el primer paso y el primer diente. ¡Y con el paso de tiempo, sin reservaciones ni dudas, estará segura de que lo haría de nuevo!

Disfrute de cada momento.

¿Qué significa esta palabra?

Alvéolos: Los alvéolos son las células tipo racimo de uvas, que hay dentro del seno y que producen leche.

Anticuerpos: Los anticuerpos son proteínas especiales que le protegen a usted y a su bebé de infecciones.

Areola: La areola o aureola es la parte oscura del seno que rodea al pezón.

Calostro: El calostro es la primera leche que producen los senos. Puede ser espeso y amarillento o transparente y acuoso. El calostro se produce durante las últimas semanas del embarazo y los primeros días después de dar a luz.

Conductos lácteos o lactíferos: Los conductos lactíferos son pequeños tubos que transportan la leche procedente de las células productoras (alvéolos) hasta las aberturas del pezón.

Destete: El destete es el reemplazo de la leche materna con otros alimentos o líquidos Cuando su bebé deja de recibir leche materna, el destete se considera completo.

Estrógeno: El estrógeno es una hormona producida por la placenta. Inhibe la liberación de prolactina y la producción de leche durante el embarazo.

Glándula pituitaria: La glándula pituitaria es un pequeño conjunto de células unidas a la base del cerebro. Produce hormonas que regulan el crecimiento, la reproducción y la lactación.

Glándulas de Montgomery: Las glándulas de Montgomery son pequeñas protuberancias parecidas a granitos de arroz que se encuentran en la parte más oscura del seno que rodea al pezón (areola).

Lactación: La lactación es el período de producción de leche.

Meconio: El meconio es un material oscuro y pegajoso que se encuentra en el intestino inferior de los recién nacidos.

Oxitocina: La oxitocina es una hormona que provoca que los músculos de alrededor de las células productoras de leche (alvéolos) se contraigan.

Placenta: La placenta (postparto) es un órgano que se encuentra en el útero y que transfiere sustancias nutritivas de la madre al bebé durante el embarazo.

Primera leche: La leche se obtiene al principio de la lactancia. Es pobre en proteínas, grasa y calorías y tiene una apariencia acuosa y fluida.

Progesterona: La progesterona es una hormona producida por la placenta. Inhibe la liberación de prolactina y la producción de leche durante el embarazo.

Prolactina: La prolactina es una hormona que provoca que las células productoras (alvéolos) produzcan leche.

Reflejo de bajada o eyección de leche: Cuando su bebé lacta (succiona), se produce el reflejo de bajada o eyección de leche. La leche fluye desde las células productoras de leche (alvéolos) a través de los conductos lácteos o lactíferos, donde está a disposición de su bebé.

Segunda leche: La leche se obtiene cuando se acerca al final de una sesión de lactancia. Es rica en proteínas, grasa y calorías y tiene una apariencia cremosa y gruesa.

Útero: El útero es un órgano hueco y muscular donde los bebés crecen y se alimentan durante el embarazo.

Vagina: La vagina (canal del parto) es el pasadizo por el que atraviesa el bebé durante el nacimiento.

¿Dónde puedo encontrar ayuda?

Para localizar a un consejero de lactancia certificado por la Junta internacional (sigla en inglés IBCLC)* cerca de su área, póngase en contacto con:

International Lactation Consultant Association
1500 Sunday Drive, Suite 102
Raleigh, NC 27607
Tel: (919) 861-5577
Fax: (919) 787-4916
Correo electrónico: info@ilca.org
Dirección en la Web: ilca.org

Para encontrar una La Leche League Leader* en su área póngase en contacto con:

La Leche League International
1400 North Meacham Road
Schaumburg, IL 60168-4079
Tel: (800) 525-3243
Fax: (847) 519-0035
Correo electrónico: LLLHQ@llli.org
Dirección en la Web: lalecheleague.org

---

* Un consejero de lactancia certificado por la Junta internacional (IBCLC) es un profesional médico con conocimientos específicos de lactancia. Para ser un IBCLC, la persona debe pasar un examen administrado por la Junta internacional de examinadores de consejeros de lactancia (IBLCE).

** Una "La Leche League Leader" es una madre experta que ha lactado a sus propios hijos y que está capacitada por La Leche League International para responder a todas sus preguntas de lactancia.

Índice

Acerca de la autora

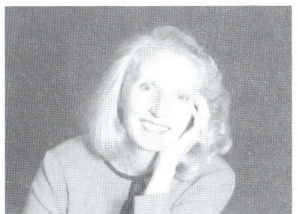

Amy Spangler, MN, RN, IBCLC, es esposa, madre, enfermera, consejera de lactación, profesora y autora. Se licenció en la Universidad del Estado de Ohio y tiene una maestría en salud materna e infantil de la Universidad de la Florida. Amy es enfermera licenciada y consejera internacional certificada de lactancia, ex presidenta de la Asociación Internacional de Consejeros de Lactancia y ex presidenta del Comité de Lactancia de los Estados Unidos. Tiene experiencia en la colaboración con madres, bebés y familias durante más de 30 años. Ella y su esposo viven en Atlanta, Georgia, y tienen dos hijos varones.

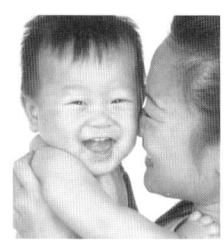

Para más información sobre nuestros productos, por favor comuníquese con:

Amy's Babies
P.O. Box 501046
Atlanta, Georgia 31150-1046
Tel: (770) 913-9332
Fax: (770) 913-0822
Correo electrónico: amy@amysbabies.com
Dirección en la Web: amysbabies.com